Dr Louise G. ROBINOVITCH

De l'*École de Médecine de Philadelphie,*

De la *Faculté de Médecine de Paris,*

Ex-Médecin Adjoint des *Asiles d'Aliénés de New-York,*

Membre de l'*American Medical Association,*

et de

l'*Académie de Médecine de New-York,*

Membre Associé Étranger
de la *Société Médico-Psychologique de Paris.*

Sommeil Électrique

(Inhibition des Mouvements volontaires —— et de la Sensibilité) ——

par des Courants Électriques de basse tension

et à Interruptions modérément fréquentes

Épilepsie Électrique
et Électrocution

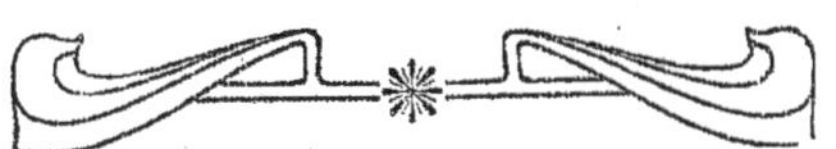

NANTES

IMPRIMERIE A. DUGAS & Cie

5, Quai Cassard

——

1906

Thèse de Paris.

JOURNAL OF MENTAL PATHOLOGY,
28 WEST 128 STR., NEW YORK.

Dr Louise G. ROBINOVITCH

De l'*École de Médecine de Philadelphie*,

De la *Faculté de Médecine de Paris*,

Ex-Médecin Adjoint des *Asiles d'Aliénés de New-York*,

Membre de l'*American Medical Association*,

et de
l'*Académie de Médecine de New-York*,

Membre Associé Étranger
de la *Société Médico-Psychologique de Paris.*

Sommeil Électrique

(Inhibition des Mouvements volontaires
———— et de la Sensibilité) ————

par des Courants Électriques de basse tension

et à Interruptions modérément fréquentes

Épilepsie Électrique

et Électrocution

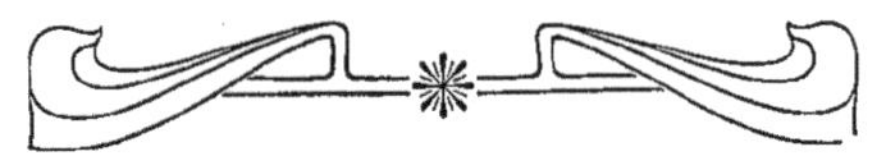

NANTES

Imprimerie A. DUGAS & Cie

5, Quai Cassard

—

1906

A MON FRÈRE

A MON EXCELLENT MAITRE

MONSIEUR LE DOCTEUR V. MAGNAN

MÉDECIN EN CHEF DE L'ASILE DE SAINTE-ANNE

MEMBRE DE L'ACADÉMIE DE MÉDECINE

OFFICIER DE LA LÉGION D'HONNEUR

qui a tant enrichi l'œuvre psychiatrique de notre siècle

Comme un faible témoignage d'admiration et de profonde reconnaissance pour toutes les marques de bienveillance qu'il nous a toujours prodiguées.

A MONSIEUR STÉPHANE LEDUC

PROFESSEUR DE PHYSIQUE A L'ÉCOLE DE MÉDECINE DE NANTES

ET

A MONSIEUR ALFRED ROUXEAU

PROFESSEUR DE PHYSIOLOGIE

A L'ÉCOLE DE MÉDECINE DE NANTES

Qui nous ont inspiré ce travail et qui nous ont guidée avec
une inlassable amabilité
dans nos recherches expérimentales

Hommage de sincère gratitude.

A MONSIEUR HENRI LE MEIGNEN

MÉDECIN SUPPLÉANT DES HOPITAUX DE NANTES

CHEF DES TRAVAUX DE PHYSIOLOGIE A L'ÉCOLE DE MÉDECINE

DE NANTES

En remerciement de son aimable concours

A MESSIEURS LES PROFESSEURS
DE LA FACULTÉ DE MÉDECINE DE PARIS
ET DE L'ÉCOLE DE MÉDECINE DE NANTES

A MONSIEUR LE PROFESSEUR RAYMOND

PROFESSEUR DE CLINIQNE DES MALADIES NERVEUSES

A LA FACULTÉ DE MÉDECINE DE PARIS

MEMBRE DE L'ACADÉMIE DE MÉDECINE

OFFICIER DE LA LÉGION D'HONNEUR

*Qui nous a fait l'honneur d'accepter la
présidence de cette thèse.*

INTRODUCTION

Nous n'avons pas eu la prétention, en écrivant ces pages, de publier une étude d'ensemble sur l'électrisation des centres nerveux. Aussi ne nous croyons-nous pas obligée de passer en revue tous les travaux plus ou moins remarquables qui ont été faits sur cette question par des maîtres tels que MM. Fritsch et Hitzig, Erb, Ferrier, Charcot, Pitres et François-Franck, Jules Soury, Luciani, Tamburini, Tanzi, et leurs élèves, etc., etc. (Voir le chapitre *Appendice*).

Notre rôle est beaucoup plus modeste ; nous voulons nous borner à relater les expériences faites jusqu'à ce jour, soit par nos prédécesseurs, soit par nous-même, sur l'inhibition des mouvements volontaires et de la sensibilité (sommeil électrique) et de la respiration (électrocution), au moyen des courants intermittents de basse tension et à interruptions modérément fréquentes (courant Leduc) passant à travers la totalité du corps de l'animal, *sans trépanation préalable de la boîte crânienne.*

Comme on le sait, en effet, tous les expérimentateurs dont nous venons de citer les noms n'ont opéré que chez des animaux trépanés et en localisant d'une façon plus ou moins précise l'entrée du courant électrique dans le cerveau.

Incidemment, nous serons amenée à parler de l'épilepsie électrique.

Nous aurons aussi l'occasion de citer quelques recherches personnelles sur une combinaison particulière de courants induits et du courant Leduc, qui provoque également l'inhibition des mouvements volontaires et de la sensibilité.

C'est le 21 juillet 1902 que M. le Professeur Stéphane Leduc, de Nantes, annonça dans les *Comptes Rendus de l'Académie des Sciences* qu'il avait réussi à produire le sommeil chez les animaux à l'aide d'un courant électrique de basse tension. La note était intitulée : *Production du sommeil et de l'anesthésie générale et locale par les courants électriques*. Elle fut reproduite dans les ANNALES D'ÉLECTRO-BIOLOGIE, t. V, septembre-octobre 1902.

Nous pouvons citer ensuite les travaux suivants :

22 novembre 1902. MM. Leduc, Malherbe et Rouxeau : *Production de l'inhibition cérébrale chez l'homme par les courants électriques* (SOC. DE BIOLOGIE) : M. Leduc s'était soumis lui-même à cette expérience.

Juin 1903. MM. Zimmern et Dimier, de Paris. *Production expérimentale de l'épilepsie, et particulièrement du coma épileptique, par le courant de Leduc.*

4 juillet 1903. MM. Leduc et Rouxeau. (SOC. DE BIOLOGIE) :

1° *Du temps pendant lequel peut être maintenu le sommeil électrique.*

2° *L'inhibition respiratoire par les courants intermittents de basse tension.*

3° *L'influence du rythme et de la période sur la production de l'inhibition par les courants intermittents de basse tension.*

— 11 —

10 juillet 1903. MM. Zimmern et Dimier : *Sur la production du coma épileptique par l'excitation cérébrale au moyen du courant Leduc.*

15 juillet 1903. Leduc. *Note sur l'électrisation cérébrale* (ARCH. D'ÉLECTRICITÉ MÉDICALE).

Août 1903. Leduc. *Etude sur les courants intermittents de basse tension* (Congrès d'Angers : ASSOCIATION FRANÇAISE POUR L'AVANCEMENT DES SCIENCES).

1904. Dr. Gustave Gouin. *Etude de l'épilepsie expérimentale par les courants intermittents de basse tension.* (THÈSE DE BORDEAUX).

25 octobre 1904. Leduc. *Action physiologique des courants intermittents de basse tension* (ARCH. D'ÉLECTRICITÉ MÉDICALE).

Puis viennent les articles que nous avons publiés nous-même sur cette question dans le JOURNAL OF MENTAL PATHOLOGY :

1º 1905. *Electrocution : an experimental study with an electric current of low tension. Illustrated by cardiographic and respiratory tracings. — With some critical remarks on the present method of the official electrocution. — A preliminary communication.*

Traduit en français et publié dans les ARCHIVES D'ÉLEC-TRICITÉ MÉDICALE, 10 janvier 1906.

2º 1905. *Electric sleep. An experimental study with an electric current of low tension. Illustrated by cardiac and respiratory tracings. — A preliminary communication.*

Le travail que nous avons l'honneur de présenter

aujourd'hui a été fait par nous, dans le courant de cette année, à l'Ecole de Médecine de Nantes, tant au laboratoire de physique, qu'au laboratoire de physiologie, avec la collaboration de MM. les professeurs Leduc et Rouxeau, et de M. le Docteur le Meignen, *chef des travaux de physiologie.*

M. le Professeur Rouxeau a, de plus, eu l'obligeance de mettre à notre disposition l'ample collection de graphiques qui relatent des résultats des recherches sur le sommeil électrique, l'épilepsie et l'électrocution faites par lui, dans le courant de l'année 1905 dans son laboratoire, avec la collaboration de MM. Leduc et le Meignen.

Qu'il nous soit donc permis d'exprimer ici à MM. les professeurs Leduc et Rouxeau et à M. le docteur le Meignen, nos sentiments de reconnaissance sincères pour leur amabilité, la patience et la bienveillance avec laquelle ils ont bien voulu nous aider dans nos recherches personnelles.

CHAPITRE PREMIER

Technique instrumentale et opératoire.

Le courant du Professeur Leduc est un courant de basse tension interrompu par un interrupteur spécial.

Le dispositif de l'expérience comporte les appareils suivants :

1° Une source de courant continu.

2° Un réducteur de potentiel.

3° Un interrupteur spécial (interrupteur Leduc) pour modifier à volonté le nombre des interruptions et la période de passage du courant.

4° Un volts-mètre.

5° Un milliampèremètre.

6° Il est commode d'intercaler, en outre, dans le circuit un interrupteur ordinaire pour fermer ou rompre brusquement le courant.

L'INTERRUPTEUR spécial joue un rôle capital dans la production de l'inhibition.

En 1905, quand nous avons commencé nos expériences avec le courant de basse tension, nous avons essayé différents types d'interrupteurs :

1° L'interrupteur tournant à jet de mercure (modèle Max Kohl).

Le sommeil obtenu au moyen de cet appareil est inégal,

troublé par des soubresauts, à cause de l'inégalité des interruptions produites par le jet de mercure.

2° Un petit interrupteur simple, à tige vibrante, construit sur le principe des sonneries. C'est celui dont nous nous sommes servie au Congrès de psychologie de Rome, 26-30 avril 1905.

Le meilleur modèle d'interrupteur est incontestablement celui qui a été imaginé par M. le Professeur Leduc.

M. Gaiffe en a construit un type : c'est celui qui nous a servi aussi à toutes nos expériences de laboratoire.

M. Reiniger, Gebbert et Schall, d'Erlangen, en ont fabriqué un autre type, qui nous paraît fort convenable également : il nous a été envoyé à l'occasion de notre communication au Congrès de Rome, mais il n'a pu nous servir, étant arrivé deux jours après la clôture du Congrès, à cause de la grève des employés de chemins de fer italiens. Nous n'avons donc pu l'expérimenter.

L'interrupteur Leduc (type Contremoulin-Gaiffe) est ainsi constitué :

Sur un axe horizontal entraîné par une petite dynamo, est montée une roue isolante : cette roue porte une armature de pièces métalliques, qui viennent affleurer à la surface de la jante, formant ainsi des contacts séparés.

Sur la surface de la jante frottent deux balais, A et B, et le circuit n'est fermé que quand les deux balais sont au même moment en contact avec l'armature métallique. Un des balais est mobile (B) ; on peut à volonté faire varier la position qu'il occupe sur la jante et arriver à ne le laisser en contact de l'armature métallique que pendant la moitié, le quart, le centième, ou une fraction encore plus faible, du temps pendant lequel le balai fixe (A) reste en contact avec cette même armature.

Le schéma annexé à cette description rend, croyons-nous, le fait intelligible : dans la position B' du balai mobile,le courant va passer pendant la moitié du temps de révolution de la roue, et dans la position B il ne passera à aucun moment. Entre les deux extrêmes peut se placer toute la série des périodes désirées.

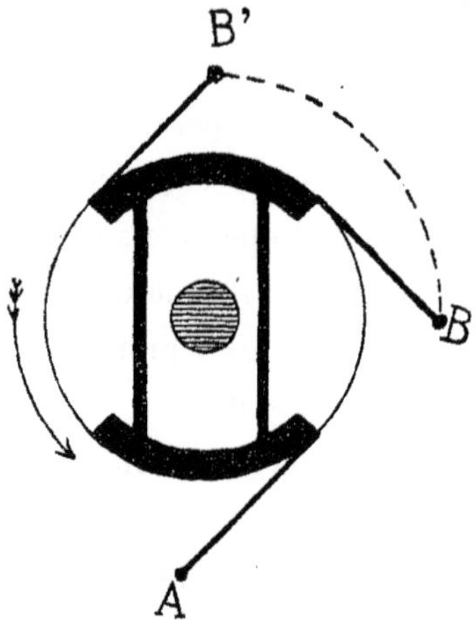

Fig. I. — Schema de la roue de l'interrupteur

L'armature métallique de la roue est représentée par le large trait noir. Le balai fixe est marqué *A*, le balai mobile *B*. Dans la position *B'*, il va rencontrer l'armature métallique et, dans la position *B* il va la quitter.

Pour obtenir la période désirée, le milliampéremètre intercalé dans le circuit donne toutes les facilités possibles : il permet de régler la période. Soit la période de 1/10 choisie, c'est-à-dire une période pendant laquelle la durée du passage du courant est représentée par 1 et la durée de non-passage par 9. On détermine d'abord l'intensité du courant fourni par la source d'électricité, l'interrupteur

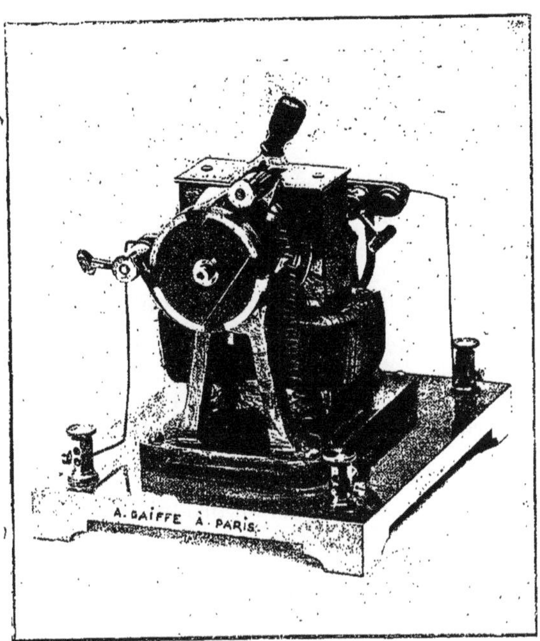

Fig. 2. — Interrupteur Leduc, type Contremoulin-Gaiffe.

n'étant pas en marche; en un mot, on détermine l'intensité du courant continu, l'animal étant remplacé provisoirement dans le circuit par une résistance de 2.000 ohms environ. Puis, on met en marche l'interrupteur et, avec la manette qui règle la position du balai mobile, on fait varier la position de celui-ci sur la jante de la roue jusqu'à ce que le milliampéremètre n'indique plus que le 1/10 de l'intensité du courant continu. On a alors la période de 1/10 cherchée; inutile, pensons-nous, de multiplier les exemples.

Un rhéostat intercalé dans le circuit de la dynamo permet de régler la vitesse de la rotation de la roue et, par suite, le nombre des interruptions à la seconde.

Rien ne serait plus facile que d'adapter à l'appareil un tachymètre qui permettrait d'obtenir avec précision et sans tâtonnements le nombre d'interruptions cherché. Autrement on est obligé de se servir d'un signal électromagnétique de Deprez, ce qui complique le manuel opératoire.

Habituellement l'interruption se fait entre la source d'électricité et la tête de l'animal; on a ainsi un sommeil plus paisible.

Les expériences de MM. Leduc et Rouxeau avaient établi qu'un rythme approximatif de 90 à 110 interruptions à la seconde est celui avec lequel on produit le mieux le sommeil. Nos expériences personnelles nous ont engagée à adopter le rythme de 110 interruptions.

Nous avons constaté, nous aussi, comme nos prédécesseurs, que la période la plus avantageuse est celle de 1/10 : dans ces conditions, un potentiel de 5 à 10 volts fournit la dose d'électricité nécessaire pour produire le sommeil. Avec une période plus longue ou plus courte, l'animal est agité et peut présenter une trépidation musculaire plus ou moins marquée et souvent généralisée.

CHOIX DE LA SOURCE D'ÉLECTRICITÉ POUR LE COURANT
QUI DOIT PASSER PAR LE CORPS DE L'ANIMAL.

Lors de notre communication au Congrès de Rome, nous dûmes, le courant de la canalisation urbaine à Rome étant

alternatif, nous servir d'accumulateurs comme source d'é-
lectricité. Or, malgré les conditions expérimentales défec-
tueuses où nous plaçait l'interrupteur à tige vibrante dont
nous étions obligée de nous servir, nous pûmes constater
que les lapins dormaient plus tranquillement qu'à Nantes.
C'est ce que nous écrivions, à l'époque, à MM. Leduc et
Rouxeau, en leur disant que " les lapins romains étaient
plus susceptibles au sommeil électrique que les lapins
nantais ". Nous nous demandâmes même un instant s'il
n'y avait pas là une question de race ou de climat.

Cette année, à Nantes, en recommençant nos expériences, nous dûmes employer de nouveau, pour endormir
nos lapins, le courant de canalisation urbaine, qui est continu. Or, il devint évident pour nous qu'il y avait dans
notre manière de procéder à Nantes des conditions qui
rendaient chez nos animaux le sommeil moins paisible
qu'à Rome. Nous nous décidâmes alors à employer des
accumulateurs comme source d'électricité et à ne nous
servir du courant de la ville que pour faire marcher la
dynamo de l'interrupteur.

Du coup, le résultat devint identique à celui que nous
avions obtenu au Congrès de Rome. Ce n'était plus une
affaire de race et de climat : la nature seule de la source
électrique pouvait être incriminée. Et comme nous avions
ici un meilleur interrupteur qu'à Rome, le sommeil de nos
animaux fut encore plus tranquille.

Pour obtenir un sommeil électrique tranquille, il importe
donc d'observer deux conditions :

1° Se servir d'accumulateurs comme source électrique pour le courant qui doit passer à travers l'animal.

2° Recourir à une source distincte d'électricité pour actionner l'interrupteur.

CHOIX DE LA SOURCE D'ÉLECTRICITÉ POUR LE COURANT QUI DOIT FAIRE TOURNER LA ROUE DE L'INTERRUPTEUR.

Nous avons déjà eu l'occasion de parler de l'importance du choix de l'interrupteur. Il est non moins nécessaire que cet appareil marche avec la plus grande régularité possible ; autrement la tranquillité du sommeil est troublée chaque fois qu'il y a le plus petit changement dans le nombre des interruptions ; en d'autres termes, chaque fois qu'il y a un changement, même minime, dans l'intensité du courant qui fait marcher l'interrupteur, il y a une petite perturbation momentanée dans le sommeil de l'animal, perturbation qui dure autant que dure le changement dans le courant.

Mais souvent aussi ce fonctionnement défectueux provient des irrégularités du courant même de la canalisation urbaine. *Aussi vaut-il mieux, à tous les points de vue, faire marcher le moteur avec des accumulateurs.*

APPLICATION DES ÉLECTRODES.

Il faut que les plaques métalliques qui représentent les électrodes soient appliquées l'une à la tête et l'autre au train postérieur de l'animal.

En ce qui nous concerne, nous préférons appliquer

l'électrode postérieure, non pas au ventre de l'animal, comme l'ont fait jusqu'à ce jour MM. Leduc et Rouxeau, mais aux cuisses. Nous nous servons à cet effet d'une électrode bifurquée.

Il importe de bien raser les parties sur lesquelles les électrodes doivent être appliquées ; de ne pas blesser l'animal en le rasant, car alors le passage du courant devient douloureux. Enfin, il faut veiller à bien mouiller les tampons d'ouate hydrophile, qui garnissent les électrodes, avec une solution saline à 1/100.

Mais ce qui a une importance capitale, c'est que les électrodes soient parfaitement fixées. Autrement, il y a des variations très préjudiciables dans l'intensité du courant.

Quel que soit le procédé employé pour fixer l'électrode de la tête, il faut veiller à ne pas interrompre la circulation dans les oreilles de l'animal. Nous croyons inutile toutefois de donner la description de notre procédé de fixation, qui nous a permis d'éviter les accidents qui suivent généralement une mauvaise application de l'électrode de la tête. Nous nous bornons à dire simplement qu'il est commode d'employer des lacs en caoutchouc.

Pour produire le sommeil électrique, il faut appliquer la cathode à la tête et l'anode au train postérieur. Si l'on inverse les pôles, on obtient bien aussi une narcose profonde, mais cet état de narcose est alors difficilement supporté par l'animal. La température peut s'élever considérablement, la respiration s'accélérer en proportion et l'expérience ne peut être prolongée sans mettre en danger la vie de l'animal.

Quand on veut maintenir le sommeil électrique pendant un temps plus ou moins long, il faut diminuer graduellement le voltage de temps à autre, car la résistance de l'animal diminue avec la durée du sommeil, et le sommeil est troublé quand le voltage est un peu trop élevé.

MÉTHODE GRADUELLE ET MÉTHODE BRUSQUE.

Il y a deux façons de produire le sommeil électrique chez les. animaux : la méthode brusque et la méthode graduelle.

Nous avons indiqué, dans notre article déjà cité, sur le sommeil électrique, les raisons qui nous font considérer la méthode graduelle comme étant la méthode de choix.

L'expérience étant disposée comme nous venons de l'indiquer précédemment, la durée de la période règlée (à 1/10), ainsi que la vitesse de rotation de l'interrupteur (110 par seconde) et le réducteur de potentiel étant à zéro, la cathode appliquée sur la tête de l'animal, et l'anode bifurquée aux deux cuisses, on commence à déplacer la manette du réducteur de potentiel.

L'animal montre d'abord quelques signes de surprise : il dresse les oreilles, puis il a l'air inquiet; l'intensité du courant continuant à augmenter, il essaie de s'enfuir, mais il ne crie pas et il ne semble pas souffrir. L'animal passe ensuite par une phase convulsive légère : sa nuque se raidit, il a des tremblements dans les pattes et dans la face; puis, il tombe sur le flanc. Graduellement la raideur disparaît, l'animal fait encore quelques efforts pour soulever la tête, qui retombe aussitôt sur la table : il ferme les yeux et il paraît endormi. Il est tranquille, à peine quelques légers tremblements dans les pattes antérieures, une légère trémulation dans les muscles de la face ; la respiration et les battements cardiaques continuent régulièrement.

Le voltmètre marque ordinairement, alors, de 5 à 6 volts, et le milliampèremètre, 1 milliampère.

L'animal va rester dans cet état aussi longtemps qu'on le voudra.

On peut, au lieu de procéder par cette méthode graduelle, employer la méthode brusque et soumettre l'animal du premier coup à l'intensité voulue du courant. Nous n'approuvons pas l'emploi de cette méthode, car on a, au début du sommeil, une période caractérisée par des troubles respiratoires et cardiaques, de peu de durée, c'est vrai, mais qui nous paraissent, néanmoins, de nature à faire préférer la méthode graduelle. Par ailleurs, la dose d'électricité nécessaire pour produire le sommeil doit toujours être recherchée préalablement, car il n'y a pas deux animaux à s'endormir avec la même dose d'électricité.

En outre, la méthode brusque a des inconvénients d'un autre ordre. Elle peut déterminer des phénomènes de parésie consécutive dans les membres, tout comme si l'on renverse brusquement les pôles pendant le sommeil électrique.

CHAPITRE II

LE SOMMEIL ÉLECTRIQUE

Le sommeil électrique chez l'homme.

L'expérience du sommeil électrique a été tentée chez l'homme. M. le Professeur Leduc s'y est soumis en 1902, et les résultats en ont été communiqués à la *Société de Biologie*, le 22 novembre 1902, par MM. Leduc, Malherbe et Rouxeau. L'expérience, restée unique jusqu'à ce jour, nous semble avoir un intérêt tel que nous voulons en reproduire ici le compte rendu, tel qu'il a paru dans les *Archives d'électricité médicale* le 15 juillet 1903.

Nous nous sommes soumis nous-même à l'inhibition cérébrale électrique. Une grande électrode, formée de coton hydrophile imprégné d'une solution de chlorure de sodium et d'une lame métallique, était placée sur le front et serrée autour de la tête ; cette électrode frontale constituait la cathode ; une très grande électrode, faite de la même manière, était fixée sur les reins par une bande élastique. *Le courant passant cent fois par seconde pendant un dixième de période est établi graduellement.* La sensation produite par l'excitation des nerfs superficiels, tout en étant désagréable, est facilement supportable ; elle se calme avec le temps, comme la sensation produite avec un courant continu, et, après avoir passé par un maximum, diminue malgré l'augmentation de la force électro-motrice. La face est rouge ; il se produit des contractions légères des muscles du visage, du cou, et même de l'avant-bras, et quelques trémulations fibrillaires, puis on sent un fourmillement à l'extrémité des doigts et dans les mains, ce fourmillement s'étend aux orteils et aux pieds ; l'inhibition atteint d'abord les

centres du langage, puis les centres moteurs sont complètement inhibés ;
le sujet est dans l'impossibilité de réagir aux excitations même les plus
douloureuses ; il ne peut plus communiquer avec les expérimentateurs.
Les membres, sans être dans une résolution complètent, ne présentent
aucune raideur ; il se produit quelques gémissements ne correspondant
à aucune impression douloureuse, mais semblant causés par l'excitation
des muscles du larynx. Dans nos expériences, le pouls resta absolument
inaltéré, la respiration fut un peu gênée. Lorsque le courant était au
maximum, nous entendions encore comme dans un rêve ce qui se
disait autour de nous ; nous avions conscience de notre impuissance à
nous mouvoir et à communiquer avec nos collègues ; nous sentions les
contacts, les pincements, les piqûres de l'avant bras, mais les sensations
étaient émoussées, comme celle d'un membre profondément engourdi.
L'impression la plus pénible est de suivre la dissociation et la disparition
successive des facultés. Cette impression est identique à celle d'un cau-
chemar dans lequel, en présence d'un immense danger, on sent que l'on
ne peut ni proférer un cri ni accomplir un mouvement. Cependant, nous
avons toujours pensé suffisamment pour regretter que nos collègues ne
poussassent pas plus loin le courant pour achever l'inhibition. Après une
première expérience, nous recommençâmes pour aller plus loin ; cette
fois encore, nos collègues, croyant l'inhibition complète, arrêtèrent avant
l'anéantissement absolu de la conscience et l'entière suppression de la
sensibilité. *La force électromotrice fut élevée à 35 volts, l'intensité dans
le circuit interrompu à 4 mA.* Dans les deux séances consécutives, nous
restâmes vingt minutes sous l'influence du courant. Le réveil fut instan-
tané, l'effet consécutif ne fut qu'une sensation de mieux être.

Du temps pendant lequel on peut maintenir les animaux en état de sommeil électrique.

Quand on se tient dans les conditions expérimentales et opératoires indiquées plus haut, on peut maintenir les animaux dans cet état, qui a été qualifié de narcose ou de sommeil électrique pendant fort longtemps, sans provoquer d'accidents.

Nous avons présenté, au Congrès de Rome en 1905, un tracé cardiographique pris chez un lapin qui avait été tenu en état de sommeil électrique pendant trois heures vingt minutes, sans interruption. Ce tracé, pris avec le cardiographe de M. Rouxeau, avait quarante-huit mètres de long.

On peut voir, sur le fragment de ce graphique qui accompagnait notre communication et que nous reproduisons plus loin, combien il diffère peu du tracé pris à l'état de veille chez le même animal.

Pendant toute cette longue période, l'animal resta dans une telle tranquillité que ses pulsations cardiaques, bien qu'il ne fût point attaché, purent être enregistrées pendant toute la durée de l'expérience (voir tracé 1, p. 46).

MM. Leduc et Rouxeau ont pu prolonger le sommeil électrique pendant quatre heures cinquante minutes. Nous publions également plus loin un cardiogramme pris dans cette circonstance (voir tracé 2, p. 47).

Tout récemment enfin, dans un cas, nous avons pu, sans inconvénients pour l'animal, *prolonger le sommeil électrique pendant huit heures vingt minutes.* Nous en reparlerons plus tard, quand nous étudierons la température et la fréquence de la respiration dans le sommeil électrique (v. p. 30 et suivantes).

Nous voulons seulement, à propos de ce dernier cas, faire ressortir ici un fait, c'est que la narcose électrique de longue durée est plus facilement supportée, par le lapin tout au moins, que la narcose par l'éther ou le chloroforme. Ces animaux succombent, en effet, avec la plus grande facilité à la syncope cardiaque dès le début de l'éthérisation ou de la chloroformisation et, le sommeil une fois obtenu, il est dangereux de le faire durer plus de deux heures ; c'est du moins ce que des expériences personnelles nous ont fait constater.

État des pupilles pendant le sommeil électrique

Quand nous présentâmes l'expérience sur le sommeil électrique au Congrès international de psychologie, tenu à Rome, plusieurs membres du congrès nous firent l'honneur de la critiquer. M. le Professeur Patrizi, de Modena, fut de ceux-là.

Voici les objections qu'il nous fit à cette occasion :

1° L'animal n'est pas endormi, mais dans un état comateux ou épileptiforme, car les pattes antérieures sont étendues et en état de trémulation.

2° Ce n'est pas du sommeil, car, dans le sommeil normal, les pupilles sont contractées, tandis que chez ce lapin les pupilles sont dilatées.

3° L'animal tombe sur le flanc : or, quand les lapins dorment, ils se tiennent sur leurs pattes pliées sous eux, au lieu d'être couchés sur le flanc, comme le sont les animaux dans l'état qualifié *sommeil électrique*.

Nous avons voulu étudier un peu ce côté de la question, et nous sommes très heureuse de pouvoir aujourd'hui répondre à la critique de nos collègues en général et au Professeur Patrizi en particulier.

Nous allons répondre d'abord à l'objection touchant l'état des pupilles chez les lapins en état de narcose électrique.

Or, ce qu'il faut dire, c'est que, chez ces lapins, les pupilles ne sont point dilatées et qu'elles sont au contraire contractées.

A l'état de veille, la pupille chez le lapin est assez largement ouverte. Elle est, de plus, très peu sensible à la lumière. Il faut l'observer avec le plus grand soin pour pouvoir constater la contraction, très légère, que l'on obtient en approchant de l'œil de l'animal un foyer lumineux très éclairant, une petite lampe électrique, par exemple. La diminution de la pupille est infiniment moins sensible que chez l'homme.

Donc, il ne suffit pas, pour déclarer qu'il y a dilatation pupillaire, de constater une ouverture large de la pupille; il faut d'abord avoir noté l'état antérieur. .

Or, dans nos recherches sur l'état des pupilles pendant le sommeil électrique chez le lapin, nous avons toujours constaté qu'elles étaient plus étroites que dans l'état de veille.

Nous ajoutons que l'examen des pupilles pendant le sommeil chez le lapin n'est pas toujours très aisé, car alors l'iris se trouve généralement recouverte par la *troisième paupière*, ce qui rend l'observation particulièrement difficile. On peut peut-être le regretter, certains auteurs ayant donné à la position de l'œil en dehors et en bas un caractère pathognomonique de l'état de narcose profonde (Dr *Z. Treves*, 1895, *in Atti della R. Academia delle Scienze di Torino*, vol. XXX, 17 mars 1895).

Nous revenons donc à la conclusion que nous avons posée au début: on ne peut soutenir que dans l'état de sommeil électrique la pupille soit dilatée et y voir, comme M. Patrizi, une preuve que cet état de-sommeil électrique n'est qu'un état épileptique.

Si l'on veut voir la pupille se dilater chez le lapin, il n'y a qu'à soumettre cet animal à l'action d'un courant induit suffisant, entrant par la tête et sortant par le train postérieur. La dilatation pupillaire est telle alors que l'iris a presque disparu.

Nous croyons avoir suffisamment répondu à la critique de notre distingué collègue, le professeur Patrizi, en ce qui concerne l'état des pupilles dans la narcose électrique.

Nous ne croyons pas utile d'entrer dans une discussion à propos de sa troisième objection, par la raison que personne ne pourrait nier l'état de narcose chloroformique, chloralique, ou autre, parce que le lapin se trouve sur le flanc dans ces narcoses.

En ce qui concerne la première objection, nous ferons voir plus tard qu'au point de vue physiologique il y a certaines différences entre les conditions caractérisant l'état comateux et celui de sommeil électrique.

En plus, il serait bon de savoir que nous n'essayons pas de démontrer que le sommeil ou narcose électrique est un état correspondant exactement à un sommeil normal : nous cherchons tout simplement à montrer le fait tel qu'il se présente, dans ses rapports avec quelques-unes des principales fonctions vitales, la motilité, la sensibilité, la respiration, les pulsations cardiaques, la pression sanguine, la température, etc.

Température dans le sommeil électrique.

Dans le sommeil électrique, l'électrode négative étant placée sur la tête de l'animal, la température s'abaisse graduellement et légèrement jusqu'à un certain niveau, puis elle reste à peu près stationnaire.

La marche de la température a été soigneusement étudiée chez un lapin que nous avons *tenu pendant 8 heures 20 minutes en état de sommeil électrique*.

L'animal était à jeun, depuis 24 heures, autant qu'un lapin peut jamais être dit à jeun.

Dans le tableau, cité plus loin, nous avons consigné les observations, prises à intervalles fréquents, de la température et du nombre des respirations.

Le dispositif de l'expérience était celui que nous avons indiqué pour la production du sommeil électrique : période 1/10, interruptions 110 par seconde; courant narcotisant pris sur des accumulateurs, l'interrupteur mû par le courant de la canalisation urbaine.

A 6 heures 40, l'animal cesse de respirer, après avoir fait un mouvement expiratoire ; le cœur continue à battre.

Le courant est immédiatement rompu. L'animal reste pendant quelques secondes en état d'apnée, puis il commence à respirer, se dresse sur ses pattes et se promène dans le laboratoire. Il reste toutefois un peu abruti pendant quelques minutes sans toucher à la nourriture qu'on lui présente.

Nous avons tenu cet animal en observation jusqu'au 20 juin. L'animal, aujourd'hui encore, se porte bien ; il mange bien et a engraissé.

Nous nous bornons à ajouter que, pendant le cours de cette longue expérience, les réflexes cutanés, cornéens et palpébraux, ont été essayés assez souvent, à peu près tous les quarts d'heure, en touchant ou en piquant avec une aiguille les différentes parties de l'animal.

Le tableau suivant nous montre que, pendant 8 heures 20 minutes qu'a duré l'expérience, la température a oscillé du chiffre minimum 35,5 au chiffre maximum 38,6, variant en moyenne de 37°6 à 37,9.

On sait que la température normale du lapin est de 39,5; c'est donc un écart considérable avec la température normale. Seulement il faut remarquer aussi que, lorsque le lapin est attaché, sa température baisse toujours de 2 degrés environ ; nous l'avons constaté nous-même, après bien d'autres. Aussi devons-nous ajouter que nous n'avons trouvé qu'une différence insignifiante entre la température de nos animaux en état de sommeil électrique et celle des animaux témoins que nous maintenions fixés par un appareil contentif pendant le même temps. Il semble toutefois que la température chez les premiers fut très légèrement inférieure à celle des seconds. Remarque importante, s'il en fût, et qui démontre, croyons-nous, l'absence de tout état convulsif généralisé chez l'animal en état de sommeil électrique.

Le 30 avril 1906. — Lapin. Narcose électrique pendant 8 heures et 20 minutes. Electrode négative à la tête. Interruptions du courant entre la source électrique et la tête de l'animal.

TABLEAU I

VOLTS	MILLIAMPÈRES	HEURE	RESPIRATIONS	TEMPÉRATURE
7.5	1.1	10.20	52	38.6
8	1.1	10.45	52	37.6
8.5	1.1	11	48	37.5
8.5	1.1	11.15	48	37.3
8.5	1.1	11.30	48	37
7.75	1.1	11.35	44	36.7
7.5	1.1	11.40	36	36.8
7.1	1.1	—	—	—
7	1	midi	40	36
7	1	12.10	40	37.3
7	1	12.20	48	37.6
7	1	12.30	48	37.5
7	1	12.45		37.8
7	1	12.55		37.8
7	1	1.5		37.6
7	1	1.15		37.7
7	1	1.25		37.8
7	1	1.35		37.7
7	1	1.45		37.8
6.75	1	1.55		37.9

Respirations prises pendant notre absence.

Tableau I (suite)

VOLTS	MILLIAMPÈRES	HEURE	RESPIRATIONS	TEMPÉRATURE
6.75	1	2.5		37.9
6.75	1	2.15		37.9
6.75	1.2	2.25	Respirations prises pendant notre absence.	37.7
6.75	1.2	2.50	44	37.8
6.75	1.2	3	48	37.8
6.75	1.2	3.10	44	37.6
6.75	1.2	3.20	44	37.6
6.75	1.2	3.30	44	37.8
6.5	1.2	3.40	46	37.8
6.5	1	3.50	46	37.8
6.5	1	4	44	37.8
6.25	1	4.10	40	37.6
6.25	1	4.20	40	37.6
6.25	1	4.30	48	35.5
6.25	1	4.40	48	37.6
6.25	1	4.50	52	37.5
6.25	1	5	52	37.5
6.25	1	5.10	48	27.7
6.25	1	5.20	48	37.7
6.25	1	5.30	48	37.6
6.25	1	5.40	48	38
6.25	1	5.50	48	38
6.25	1	6	48	37.7
6.25	1	6.10	48	37.8
6.25	1	6.20	48	37.8
6.25	1	6.30	46	37.9
6.25	1	6.40	40	37.7

Action différente des deux pôles

Jusqu'à ces derniers temps, nous avions l'habitude, à l'exemple de MM. Leduc et Rouxeau, de placer la cathode à la tête de l'animal.

Nous avons cherché à savoir si l'on ne pourrait pas obtenir le sommeil avec l'anode à la tête.

Voici les résultats des expériences que nous avons entreprises :

Un lapin est endormi avec le pôle négatif à la tête (les interruptions étant faites entre la source électrique et la tête de l'animal). Il faut 10.5 volts et 1 milliampère. On le réveille, on le laisse reposer cinq minutes et on lui applique le pôle positif à la tête ; il ne faut plus que 8.5 volts, donnant un milliampère, pour produire le sommeil.

.On recommence au bout de cinq minutes ; on constate que pour produire le sommeil avec le pôle négatif à la tête il faut 9.5 volts et 1 milliampère ; et avec le pôle positif à la tête, il ne faut plus que 7.5 volts, donnant 0.9 milliampère. De même, à une quatrième reprise, alors qu'il faut 9 volts et 1 milliampère pour produire le sommeil avec la cathode à la tête, il ne faut plus que 8 volts, 0.9 milliampère, avec l'anode à la tête ; et ainsi de suite, pendant 1 h. 1/2 qu'a duré l'expérience, l'animal étant soumis graduellement, chaque fois, à l'influence du courant somnifère. Dans tous les cas, nous avons constaté qu'il fallait, pour produire le sommeil, un voltage moindre avec le pôle positif à la tête.

Dans le tableau ci-dessous se trouve résumée cette expérience.

TABLEAU II

Avril 1906. — Les interruptions se faisant entre la source d'électricité et la tête de l'animal.

Pôle négatif à la tête		*Pôle positif à la tête*	
Volts	Milliampères	Volts	Milliampères
10.5	1 mA.	8.5	1 mA.
9.5	1 mA.	7.5	0.9 mA.
9.5	1 mA.	7.5	0.9 mA.
9	1 mA.	8	0.9 mA.

Un fait aussi curieux qu'intéressant est que la respiration est toujours plus pénible et plus rapide quand l'anode est appliquée à la tête, comme on le voit par l'expérience résumée dans le tableau ci-dessous (Tableau III).

L'expérience a duré deux heures. La méthode lente et graduelle était employée pour les fermetures aussi bien que pour les ouvertures du courant.

Dès la fermeture du courant, avec l'anode à la tête, on voit la respiration devenir accélérée et pénible, le nombre des respirations allant en augmentant au lieu de rester stationnaire ou même diminuée, comme cela se passe quand la cathode est appliquée à la tête.

La comparaison est surtout frappante quand on laisse l'animal se reposer suffisamment avant de renverser les pôles.

Cette sorte de dyspnée est plus facile à constater lorsque l'on regarde l'animal que lorsque l'on se borne à étudier les tracés pneumographiques.

TABLEAU III

Avril 1906. — Avant l'expérience, respiration de l'animal 40 par minute.

Pôle négatif à la tête			*Pôle positif à la tête*		
Les interruptions se faisant entre la source électrique et la tête de l'animal.			Les interruptions se faisant entre la source électrique et les pattes de l'animal.		
Volts	Milliampères	Respirations	Volts	Milliampères	Respirations
10.25	1.1	100	8.5	1	108
9.75	1.1	100	8.5	1	115
9.75	1.3	98	7.3	0.9	104
9.5	1.4	72	8	0.9	112
9	1.1	58	8.5	1	112

A différentes reprises, nous avons laissé l'animal avec l'anode à la tête pendant toute la durée de l'expérience, l'interruption du courant se faisant, comme d'habitude, entre la source d'électricité et la tête de l'animal. Ci-dessous nous présentons quelques-unes de ces expériences.

1° 14 juin 1906. — Lapin. Sommeil produit avec 8 volts, 1 milliampère. Expérience commencée à 1 heure ; durée de l'expérience : 1 h. 20.

A l'examen avant l'expérience : respiration 120 par minute, température : 38.6.

TABLEAU IV

Heure	Température	Respirations
1 h. 15	38.7	160
1 h. 25	37.8	188
1 h. 35	37.7	188
1 h. 45	37.6	224

(à suivre).

1 h. 55	37.3	134
2 h. 05	37.3	160
2 h. 15	37.2	180
2 h. 25	37.1	160
2 h. 35	37.2	176

Sitôt l'expérience interrompue, l'animal se relève brusquement, semblant bien portant.

2° 15 juin 1906. — Lapin. Sommeil produit avec 10.25 volts et 1.1 milliampère. Expérience commencée à 2 h. 40. Durée de l'expérience : 2 h. 25.

Examen préliminaire de la respiration : 98 ; et de la température : 38.4.

TABLEAU V

Heure	Température	Respirations par minute
2 h. 55	38.5	134
3 h. 5	38.4	152
3 h. 15	38.4	140
3 h. 25	38.2	136
3 h. 35	38.1	134
3 h. 45	38.1	110
3 h. 55	38.1	90
4 h. 20	38	100
4 h. 35	38	98
4 h. 45	38	90
4 h. 55	37.9	92
5 h. 5	37.8	108

3° 13 juin 1906. — Lapin (c'est le même animal qui a servi à l'expérience du 15 juin). Sommeil produit avec 11 volts, 1.1 milliampère. Début de l'expérience à 2 h. 45. Durée de l'expérience : 3 h. 10.

TABLEAU VI

Heure	Température	Respirations
2. 45	38.1	—
2 h. 55	38.3	—
3 h. 5	38.1	—
3 h. 15	37.7	120
3 h. 25	37.8	152
3 h. 35	37.7	144
3 h. 45	37.7	152
3 h. 55	37.7	120
4 h. 5	38	128
4 h. 15	38.7	108
4 h. 25	38.8	120
4 h. 35	39	132
4 h. 45	39.1	140
4 h. 55	39.2	156
5 h. 5	39.4	180
5 h, 25	39.3	Incomptable
5 h.45	40	Incomptable
5 h. 55	40.3	Incomptable

On voit que la température, qui était de 38.1 au début de l'expérience, s'est abaissée légèrement d'abord, atteignant à 3 h. 55 le chiffre de 37.7, puis elle s'est relevée graduellement et atteint le chiffre de 40.3 à 5 h. 55, c'est-à-dire après 3 h. 10 de passage du courant.

La respiration était notablement accélérée, variant entre 108 et 192 ; à partir de 5 heures, elle devient incomptable. Le réveil, à 5 h. 55, n'a présenté aucune particularité digne d'être mentionnée, sauf que la respiration resta accélérée et la température élevée pendant quelque temps.

On voit d'après ces expériences sur la substitution du pôle positif au pôle négatif à la tête, que l'anode ne doit pas être placée à la tête de l'animal ; car s'il faut un voltage moins élevé pour produire le sommeil dans ces conditions, on provoque en même temps certains inconvénients dignes d'être pris en considération, tel que la polypnée dans tous les cas et, dans certains, l'hyperthermie.

Etude comparée de la température dans un état de narcose produit par un courant induit par le courant Leduc.

Lorsqu'on fait passer à travers le corps d'un animal, un lapin, par exemple (un des pôles appliqué à la tête et l'autre aux pattes) un courant induit, ayant 25 à 30 interruptions à la seconde, et dont on augmente graduellement l'intensité, l'animal semble en proie à de vives souffrances. A aucun moment il ne perd conscience, les yeux sont grand ouverts, les pupilles sont dilatées, et la mort peut être la conséquence rapide de l'expérience.

Nous avons voulu observer les effets d'un courant induit dans lequel le courant primaire serait un courant Leduc, par conséquent un courant induit un peu différent, en particulier sous le rapport de la fréquence des interruptions.

Voici le résultat de nos observations:

Avec ce courant ainsi modifié, on peut obtenir une narcose profonde de l'animal, assez analogue à celle que l'on peut produire avec le courant Leduc lui-même.

Il vaut mieux, pour régler l'intensité de ce courant, manœuvrer la bobine induite le long de l'échelle, que de laisser la bobine stationnaire et modifier le voltage du courant par manœuvre de la manette du réducteur de potentiel.

C'est avec la bobine à fil moyen que l'on obtient aussi les meilleurs résultats, et il convient également d'employer pour le courant inducteur la période de 1/10, c'est-à-dire celle qui donne également les meilleurs résultats avec le courant Leduc lui-même : 110 interruptions à la seconde représentent également le rythme de choix.

La narcose ainsi produite a pour caractère distinctif d'être très marquée et elle s'accentue à mesure que l'expérience se prolonge : au bout d'une demi-heure à une heure elle est plus accentuée qu'avec le courant Leduc ; de même, la respiration semble beaucoup plus atteinte et la température, au lieu de diminuer comme dans la narcose produite par le courant Leduc (cathode à la tête), augmente ; aussi l'expérience ne peut-elle être prolongée aussi longtemps ; au bout de deux heures l'animal succombe fatalement si l'on ne rompt pas le courant.

Voici une observation caractéristique :

27 avril 1906. Lapin. Narcose électrique sous l'influence d'un courant induit par un courant Leduc (courant primaire 11 volts, 8 milliampères, période 1/10, interruptions 110 à la seconde) : bobine à fil moyen n° 2, rapprochée graduellement jusqu'à 10 centimètres de l'échelle.

Expérience commencée à 2 heures 25. La respiration de l'animal avant le début de l'électrisation est de 40 par minute, et la température rectale 38.8.

Avant la production de la narcose, période d'agitation. La narcose bien établie, on constate que les pupilles sont plutôt contractées, les réflexes palpébraux abolis, mais le reflexe cornéen conservé. Il y a de la raideur de la nuque et une certaine raideur des pattes, bien que moins accentuée.

En piquant l'animal à la région vertébrale lombaire, on provoque pendant quelques instants une sorte de trépidation dans les pattes postérieures très remarquable comme finesse et rapidité de mouvement. Cette trépidation est surtout marquée quand l'électrode négative est appliquée aux cuisses.

A 3 heures, l'animal est très tranquille et sa respiration est accélérée et pénible. La température est de 39°3.

La bobine induite est éloignée de 1/4 de centimètre.

A 2 h. 20, réflexe cornéen aboli. La bobine secondaire encore reculée de 1/4 de centimètre, ce qui rétablit le réflexe.

A 3 heures 30. — Température 39°5, respiration 150 par minute.

A 3 heures 45. — Température 39°5, respiration 160 par minute. L'expérience est arrêtée après une durée de 1 heure 20 minutes.

L'animal se redresse aussitôt sur ses pattes et cherche à s'en aller, gardant pendant quelque temps encore un rythme respiratoire assez accéléré.

Autre expérience. 28 avril 1906. Lapin. Narcose déterminée par le même courant combiné : courant primaire 16 volts ; période 1/10, interruptions 110 à la seconde ; bobine à gros fil, n° 1, placée au n° 8,75 de l'échelle.

Début de l'expérience 9 heures.

9 h.	....	température	38°5.
9 h. 15	....	—	38°7.
9 h. 30	....	—	38°9.
9 h. 45	....	—	39°1.
10 h.	....	—	39°9.

L'animal a un accès de convulsions cloniques suivies de convulsions toniques (ordre inverse des manifestations habituelles des phénomènes épileptiformes) au milieu desquelles il succombe.

Autre expérience. 29 avril 1906. Lapin. Narcose électrique par les mêmes courants combinés : Courant primaire 16 volts, période 1/100, interruptions 110 à la seconde, bobine au fil moyen, n° 2, placée au n° 7 de l'échelle.

Début de l'expérience à 8 heures 45.

A 9 h.	....	température	37°7.
9 h. 15	....	—	38°4.
9 h. 30	....	—	39°5.
9 h. 45	....	—	39°9.
10 h.	....	—	41°4.
10 h. 5	....	—	42° .

La respiration en ce moment est de 116. La mort paraissant imminente, le courant est interrompu. Mais l'animal reste couché sur le flanc, la respiration tombe bientôt à 56. A 10 h. 30, température 38°2 ; à 10 h. 45, température 37°6. L'animal est remis complètement.

Autre expérience. Le 29 avril 1906. Même expérience, même courant combiné, sauf que la période est remise à 1/10.

Début de l'expérience à 1 h. 15.

La température s'élève graduellement, la respiration s'élève jusqu'à 160, et l'animal meurt à 3 h. 15, après avoir subi le passage du courant pendant 2 heures.

On voit donc qu'avec un courant induit par un courant Leduc on peut produire un état qui ressemble à la narcose, narcose plus profonde même qu'avec le courant Leduc seul, mais ce courant est supporté très difficilement par l'animal, et on ne peut le lui faire passer à travers le corps pendant plus de deux heures, sans le tuer.

Quant au courant induit ordinaire, outre qu'il est incapable de produire un état ressemblant à de la narcose, il est encore plus funeste dans ses effets sur la circulation et sur la respiration, comme nous le ferons voir plus tard.

CHAPITRE III

LE SOMMEIL ELECTRIQUE (suite)

Rythme cardiaque, pression sanguine et respiration dans le sommeil électrique.

Nous avons joint au compte rendu de ces expériences un certain nombre de tracés au sujet desquels nous devons donner ici quelques indications.

Sur ces tracés figurent les indications du chronographe, du pneumographe, du manomètre et du cardiographe.

Chronographe. — Une vibration double | |__ égale 2 secondes.

Pneumographe. — En guise de pneumographe nous nous sommes servie d'un cardiographe ordinaire du chien. Par conséquent l'inspiration est représentée par la ligne ascendante du tracé et l'expiration par la ligne descendante, contrairement au résultat fourni par le pneumographe classique.

Manomètre. — Cet appareil est le manomètre double de François-Franck, c'est-à-dire, un instrument comparable au kymographion de Ludwig ; par conséquent chaque centimètre de déplacement équivaut en réalité à deux centimètres de mercure.

Cardiographe. — Le cardiographe employé est celui de M. le Professeur Rouxeau : cet appareil a l'avantage de pouvoir rester bien mieux fixé au thorax de l'animal que le modèle classique.

La respiration et le cœur sont peu influencés dans le sommeil électrique.

Nous reproduisons ici un graphique qui a déjà été publié par nous l'année dernière, dans notre article cité plus haut.

Le tracé supérieur donne le cardiogramme de l'animal pendant les derniers moments du sommeil électrique,

Le tracé inférieur, un cardiogramme pris chez le même animal trois heures après le réveil. La vitesse de l'appareil enregistreur avait été considérablement accélérée.

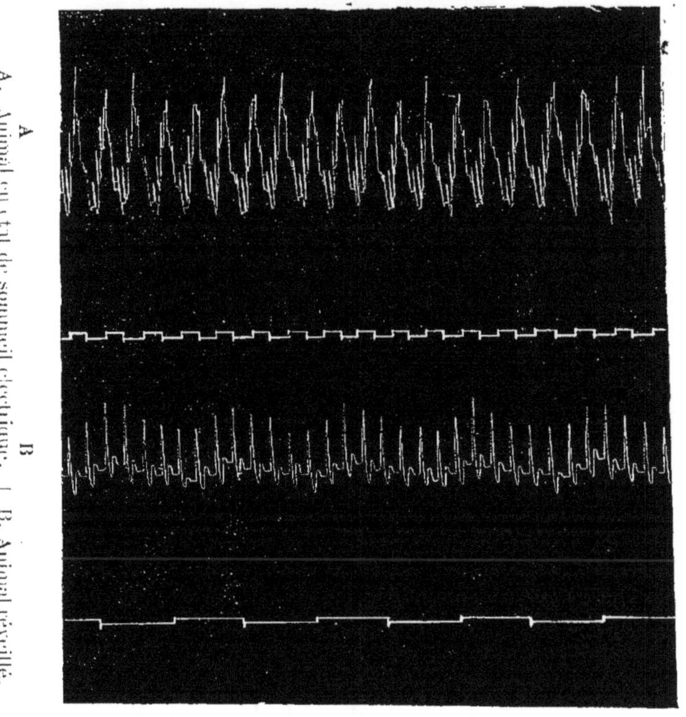

Tracé n° 1. Mars 1905. Lapin. Sommeil électrique ; 5.5 volts, 1.3 milliampères ; période 1/10, interruptions 110 par seconde, l'animal restant endormi pendant trois heures vingt minutes.

Nous publions aussi, à titre de renseignement, le graphique suivant, qui accompagnait la communication de MM. Leduc et Rouxeau à la *Société de Biologie*, le 4 juillet 1903 ; il s'agit d'un animal qui fut maintenu endormi pendant quatre heures cinquante minutes.

La première partie du tracé représente l'état du cœur dès le début de l'état de sommeil confirmé, et la seconde donne l'état du cœur quelques instants avant le réveil de l'animal.

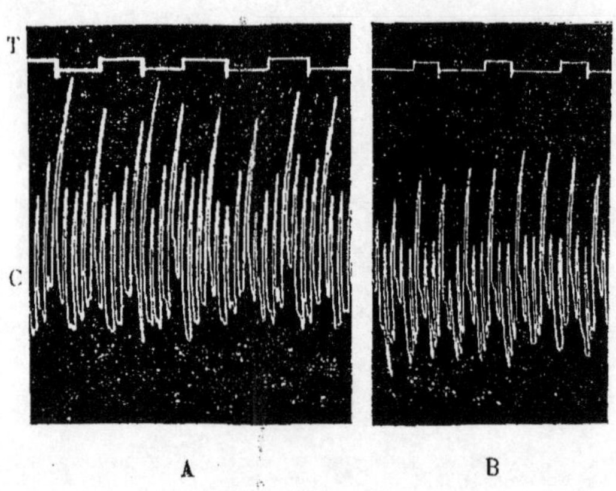

Tracé 2. Lapin, 4 juin 1903.

Sommeil électrique, 5 volts 5 ; rythme, 85 ; période, 1/10. A, début ; B, 4 h. 50 minutes après ; T, temps ; C, cœur.

Ces deux tracés montrent donc que le cœur bat régulièrement pendant le sommeil électrique. Il ne semble même pas y avoir d'accélération notable.

On pourrait en dire autant de la respiration, car ces tracés cardiographiques sont en même temps des pneumogrammes.

Comme nous l'avons déjà fait remarquer, les animaux peuvent être soumis graduellement au courant capable de produire le sommeil électrique ; ou ils peuvent l'être brusquement. Nous avons aussi manifesté nos préférences pour la méthode graduelle.

On évite ainsi, disions-nous, les troubles assez importants du côté de la respiration et du cœur, qui se produisent constamment avec la méthode brusque, dans les premiers moments du passage du courant.

Ces troubles sont indiqués dans le graphique suivant.

Expérience, 20 juin 1905 (tracé inédit, communiqué).

Lapin. Sommeil électrique. Courant Leduc : 4 volts, 0.75 milliampère, période 1/10, interruptions 110 par seconde. L'animal est endormi brusquement.

Respiration. — Sur le tracé sont enregistrés : 1º une dilatation considérable du thorax, qui suit la fermeture du courant ; 2º une rétraction encore plus marquée et d'assez longue durée, après laquelle on observe : 3º le retour graduel et régulier du thorax aux dimensions normales. Pendant ce temps on peut observer la réapparition des mouvements respiratoires spontanés, qui sont d'abord très augmentés de fréquence et d'amplitude, mais qui reviennent graduellement ensuite à leur fréquence et à leur amplitude normale (voir tracé 3).

Pression artérielle. — Au moment de la fermeture du courant, augmentation légère et passagère, puis, abaissement passager au-dessous de la normale, enfin, nouvelle élévation, définitive cette fois, et beaucoup plus considérable.

La pression se maintient notablement au-dessus de la normale pendant toute la durée du sommeil.

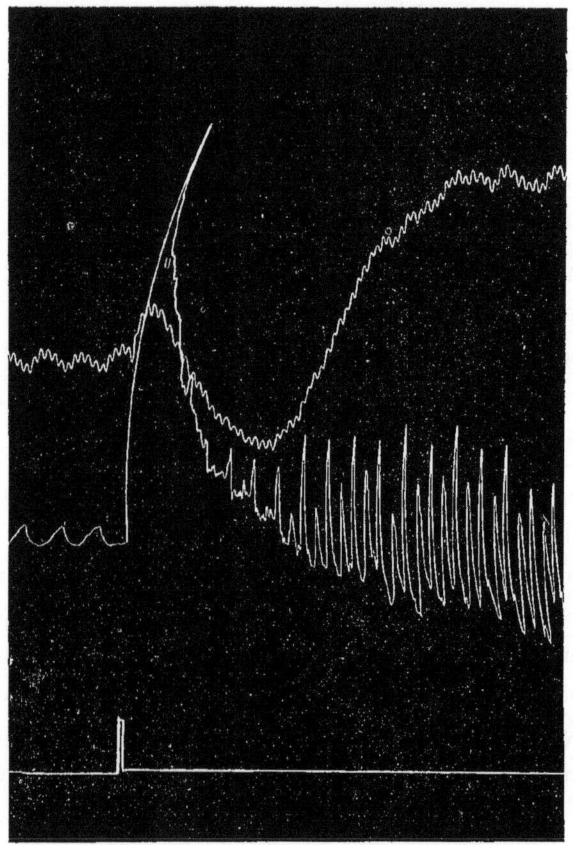

Tracé 3. — 20 juin 1905.

Grandeur d'exécution.

Sommeil électrique brusque au moment indiqué par le signal.

Le tracé supérieur indique la pression carotidienne. Le tracé moyen, la
respiration. Le signal, la fermeture du courant.

Lorsqu'on rompt le circuit, comme on le voit dans le
tracé 4, la pression s'abaisse immédiatement, pour revenir
à la hauteur normale.

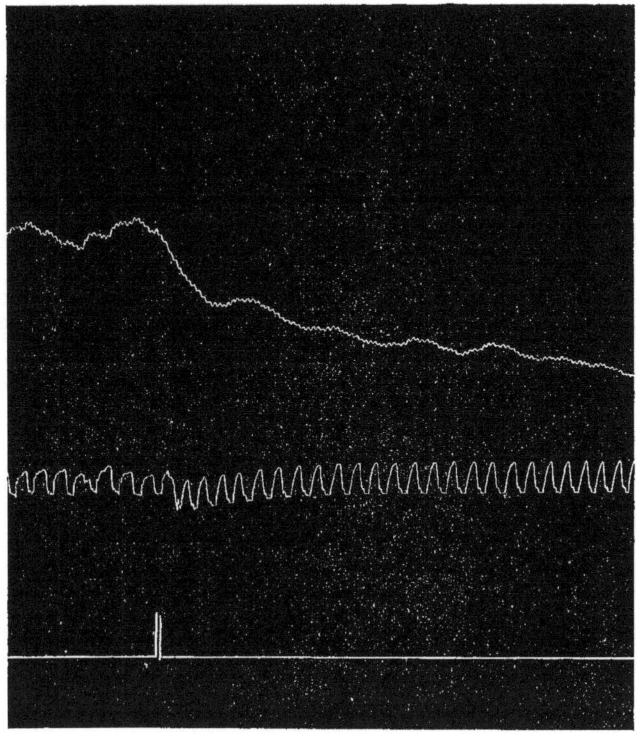

Tracé 4. Même animal. Au point marqué par le signal, il est réveillé
brusquement par la rupture du courant (Réduit dans la proportion de
62 à 80.)

État des Réflexes dans le Sommeil électrique

Dans l'état de sommeil électrique, les réflexes cutanés sont conservés et même ils semblent exagérés aux membres postérieurs. Peut-être pourrait-on dire par contre que certaines parties de la face, les narines en particulier, semblent moins sensibles à la piqûre. Mais il ne nous semble pas qu'on puisse se croire autorisé, en se basant sur le fait que certains réflexes sont conservés et même exagérés, à critiquer le nom de sommeil qui a été donné à cet état par M. Leduc.

Qui pourrait discuter la réalité de la narcose chloralosique ? Et cependant, d'après de M. le professeur Richet, il y a chez les animaux chloralosés une conservation et même une exagération des réflexes.

Il nous a paru intéressant de rechercher ce que devenaient les réflexes du nerf pneumogastrique dans ce sommeil.

Nous publions à ce sujet quelques tracés, qui nous ont été communiqués.

20 juin 1905. Lapin. Faradisation du bout central du nerf pneumogastrique à l'état de veille et pendant le sommeil électrique.

(Voir le graphique ci-contre, tracé 5).

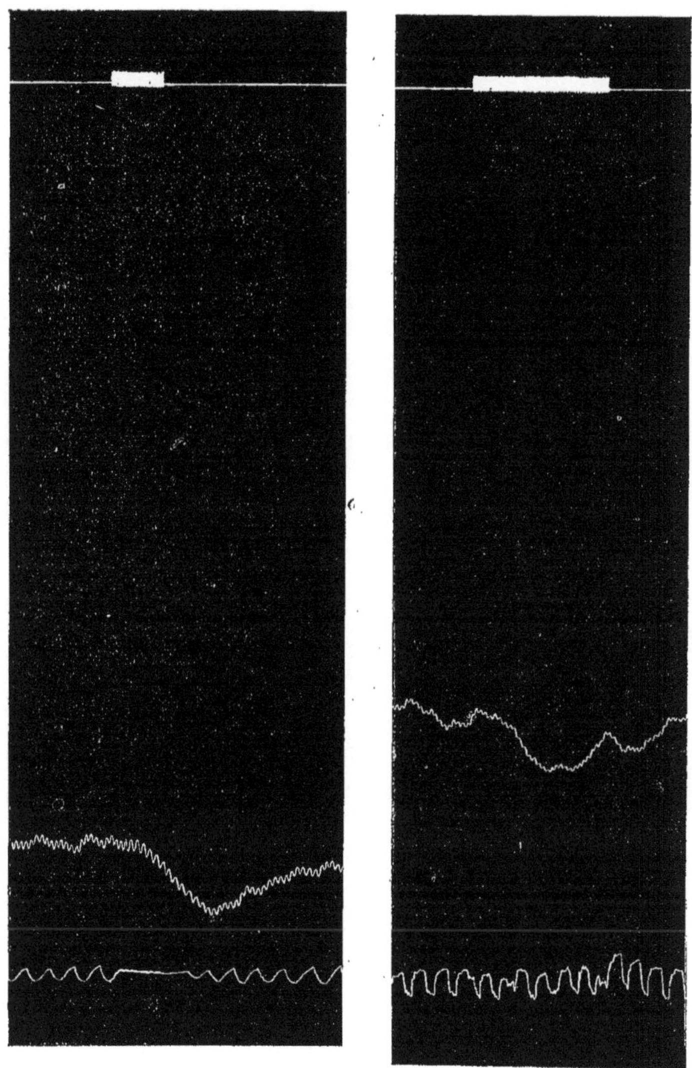

20 juin 1905

Tracé 5. A gauche l'animal est à l'état de veille, à droite il est en
état de sommeil électrique.

On voit que chez cet animal, contrairement à ce qui se passe d'habitude, l'excitation du vague produit un effet dépresseur aussi bien dans l'état de veille que dans l'état de sommeil. On constate aussi que, chez l'animal réveillé, il y a une pause respiratoire marquée pendant l'excitation, tandis qu'il n'y en a pas chez l'animal endormi.

17 avril 1906. Même expérience (personnelle).

Lapin. Sommeil électrique, courant Leduc, 6 volts, 1 milliampère, période 1/10, interruptions 110 par seconde : Faradisation du bout central du nerf pneumogastrique.

On voit que chez cet animal, comme chez le premier, la faradisation du bout central du nerf vague n'amène de pause respiratoire que pendant l'état de veille et qu'il n'en produit pas pendant le sommeil électrique.

On voit en outre que la réaction habituelle sur la pression artérielle, c'est-à-dire l'élévation, pendant l'excitation du bout central, s'est produite à l'état de veille, mais a été remplacée chez l'animal endormi par un abaissement. Il peut sembler que, dans ce cas, la réaction du pneumogastrique, comme nerf sensible, a disparu et qu'il n'est plus resté qu'un effet dépresseur.

(Voir le graphique ci-contre : tracés 6 et 6 bis, 17 avril 1906).

Etude comparée de la respiration
et de la pression carotidienne,
pendant le sommeil électrique, chez l'animal curarisé.

Nous avons voulu nous assurer si l'élévation de la pression sanguine constatée dans le sommeil électrique ne serait pas le résultat de convulsions toniques légères et généralisées.

Nous avons donc examiné ce que devient la pression artérielle chez l'animal en état de sommeil électrique soumis préalablement à l'influence du curare.

8 mai 1906. Lapin. Sommeil électrique : 13 volts, 0.9 milliampères, période 1/10, interruptions 110 par seconde (personnelle).

On essaie d'abord, avant de curariser l'animal, sa réaction au courant somnifère.

On procède par la méthode brusque. Le tracé montre, au moment de la fermeture du courant, une élévation de la pression carotidienne, qui atteint graduellement son maximum et diminue ensuite peu à peu, se maintenant toutefois un peu au-dessus de la normale.

La rupture du courant provoque le retour immédiat de la pression au niveau normal.

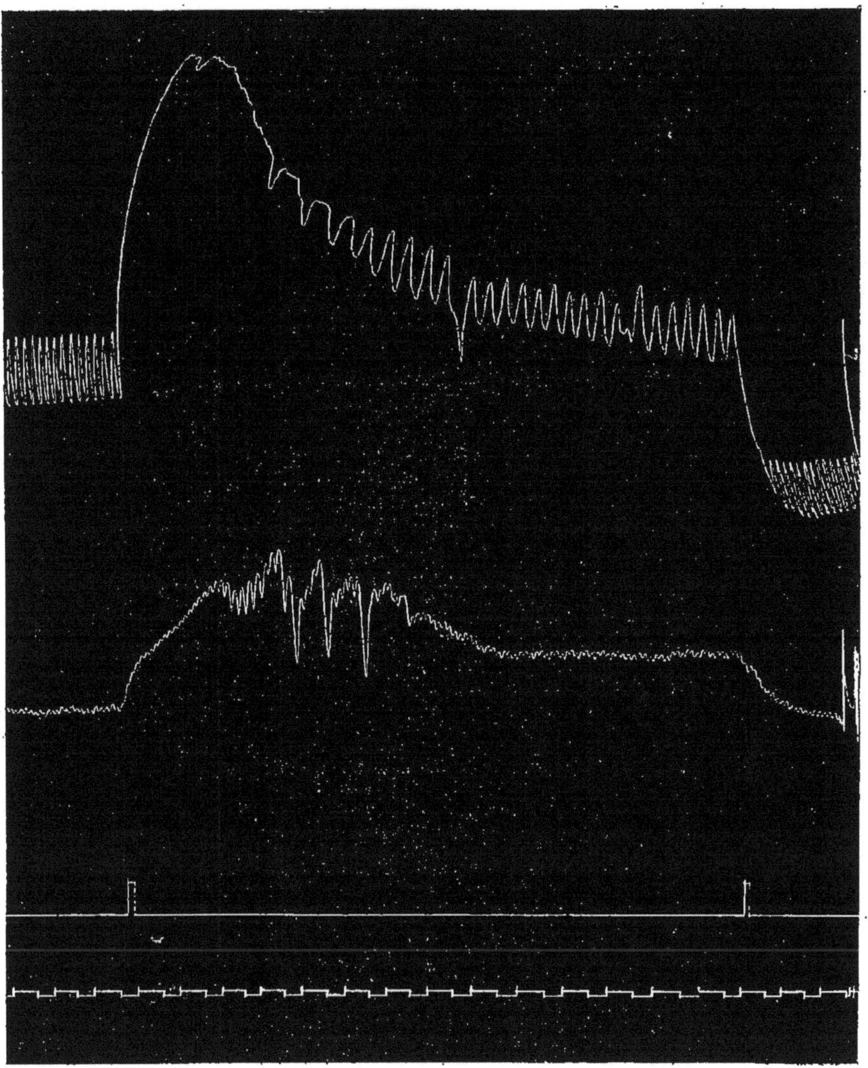

8 Mai 1906

Tracé 7. L'animal n'est pas encore curarisé.
Les signaux indiquent les moments de la fermeture et de la rupture
du courant.

Les phénomènes respiratoires suivent une marche parallèle, c'est-à-dire qu'au moment de la fermeture du courant le thorax se dilate considérablement pour se rétrécir ensuite graduellement, tout en restant au-dessus du volume normal. Les mouvements respiratoires spontanés apparaissent peu à peu pendant cette période de relachement, sensiblement ralentis d'ailleurs, et, au moment de la rupture du courant, le thorax se rétrécit brusquement, dépassant les limites de l'expiration moyenne et les mouvements respiratoires reprennent immédiatement leur rythme ordinaire.

On procède alors à la curarisation de l'animal (Tracé 8).

Comme dans l'expérience précédente, on s'est servi de la méthode brusque.

On voit que la fermeture du courant amène, aussi bien chez l'animal curarisé que chez celui qui ne l'est pas, une élévation notable de la pression ; que celle-ci se maintient à un niveau élevé pendant toute la durée du passage du courant, tout en baissant peu à peu, et que la rupture du courant amène le retour brusque à l'état normal.

On voit aussi que, pendant toute la durée du passage du courant, le thorax n'éprouve pas de changements manifestes dans sa dilatabilité.

Nous croyons trouver dans cette expérience une preuve que l'augmentation de la pression ne saurait être mise sur le compte d'un état convulsif faible, mais généralisé. Le phénomène paraît plutôt être d'origine vasomotrice.

Si nous avons voulu faire cette expérience, c'est pour

répondre à certaines objections qui nous furent faites au congrès de Rome.

Quelques-uns de nos auditeurs affirmèrent, en effet, la nature épileptique du phénomène.

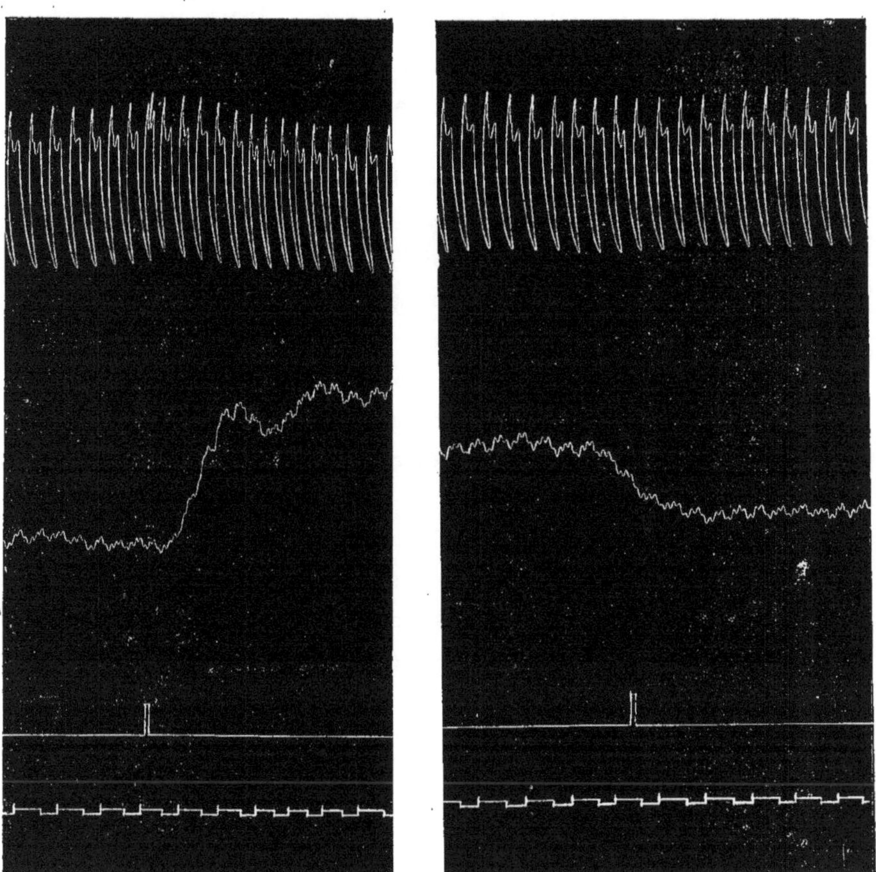

Tracé 8. Pris, l'animal étant curarisé. A gauche, fermeture du courant ; à droite, rupture du courant.

Etude comparée de la respiration et de la pression artérielle dans la narcose chloralique, chloroformique, et dans la narcose produite avec le courant induit par le courant Leduc.

L'élévation de la pression pendant le sommeil électrique n'a rien qui doive surprendre.

Si, chez un animal soumis à l'anesthésie chloralique on voit la pression artérielle baisser sensiblement, ce dont nous avons tenu à nous rendre compte par une expérience personnelle (tracé 9), nous avons d'autre part constaté que, pendant la narcose chloroformique bien complète, la pression peut au contraire s'élever d'une façon assez notable (tracés 10 et 11).

M. le professeur Charles Richet, d'autre part, déclare formellement que la pression artérielle pendant le sommeil chloralosique est toujours augmentée (Charles Richet. *Physiologie, Travaux du laboratoire*, t. III. Félix Alcan, Paris, 1895, pp. 79 et 102).

Pression carotidienne chez l'animal chloralisé. — 18 avril 1906. Lapin. Pression artérielle avant et après chloralisation (hydrate de chloral, 0 gr. 50 dans la veine marginale de l'oreille). Expérience personnelle.

(Voir le graphique ci-contre :

Tracé 9, 18 avril 1906, p. 59).

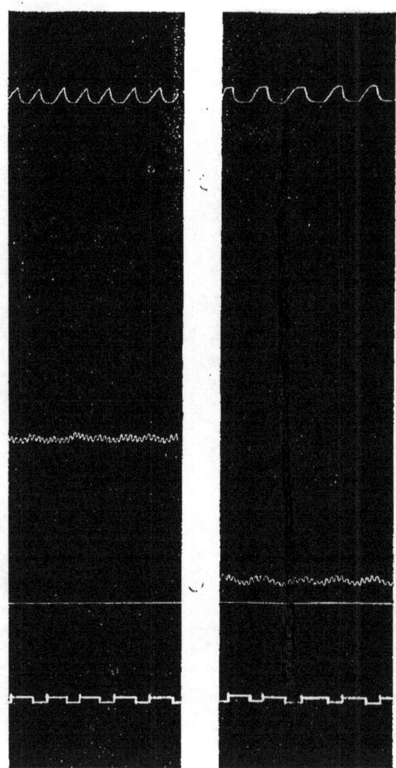

18 Avril 1906

Tracé 9. A gauche, avant chloralisation; à droite, après chloralisation.
En haut, respiration.

Pression carotidienne dans la narcose chloroformique. —
27 avril 1906 (expérience personnelle). Lapin (ayant subi
tion du pneumogastrique gauche).

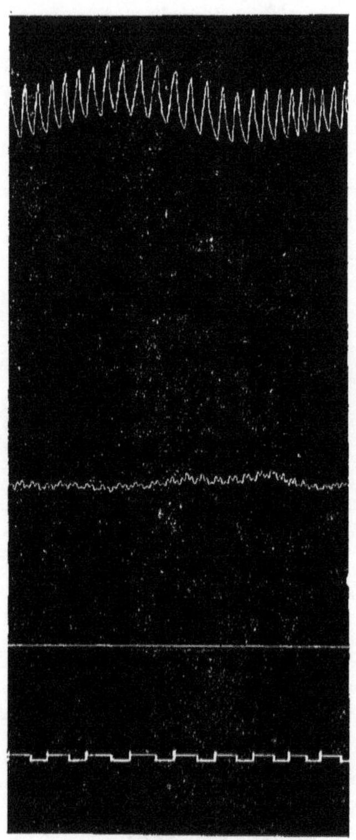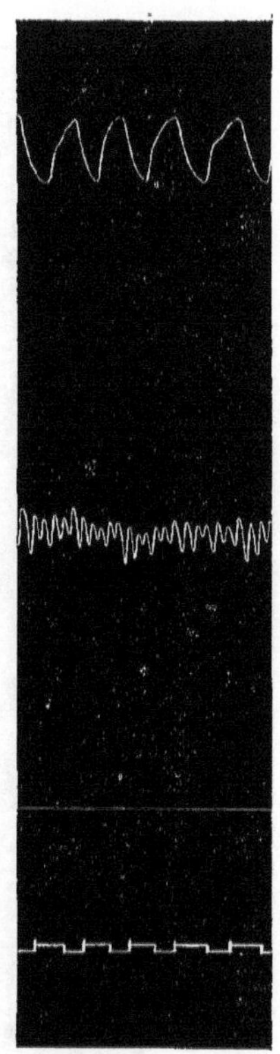

Tracé 10   Tracé 11

27 Avril 1906

Dans le tracé 10 l'animal est éveillé.

Dans le tracé 11 il est complètement endormi.

Comme on le sait, la pression artérielle est supposée diminuée dans la narcose chloroformique. Mais, dans cette expérience personnelle, faite en présence de M. le professeur Rouxeau et de M. le docteur Le Meignen, nous avons obtenu une augmentation notable de la pression carotidienne. Par conséquent, on ne peut pas dire d'une façon absolue que la pression baisse toujours dans la narcose chloroformique.

Si nous avons consacré le chapitre précédent à l'étude de la pression sanguine dans la narcose électrique, ce n'est pas tant pour prouver que la pression artérielle dans cet état était identique à ce qu'elle est dans les narcoses bien connues, que pour faire ressortir le fait que la pression sanguine n'est pas un indice absolu d'un état de narcose ou de veille.

On peut être profondément narcotisé par le chloroforme ou la chloralose, par exemple, et avoir une pression artérielle augmentée, comme c'est le cas pour nos lapins mis en état de sommeil électrique.

On ne pourrait donc contester le caractère de sommeil à l'état spécial consécutif à l'emploi du courant Leduc (sommeil électrique), en se basant sur l'état d'augmentation de la pression artérielle.

L'état de la pression sanguine ne nous renseigne pas d'ailleurs sur l'état d'anémie ou d'hyperhémie du système nerveux central en rapport avec le sommeil.

D'ailleurs, pourquoi supposer que ce courant ait une influence exclusive sur le système musculo-moteur ? et pourquoi lui dénier de prime abord une action sur la sensibilité ?

Il nous paraît légitime de conclure que ce courant peut être comparé à un médicament en ce qui concerne ses propriétés narcotiques, épileptisantes ou léthales : nous verrons tout à l'heure que tout dépend de la dose employée et des conditions spéciales d'application.

L'étude comparée de la pression sanguine et de la respiration dans l'épilepsie expérimentale et dans l'électrocution produites par le même courant fera voir des faits bien différents.

Avant de clore ce chapitre, nous tenons à présenter les tracés de la respiration et de la pression sanguine dans la narcose produite par le courant induit par le courant Leduc.

1ᵉʳ mai 1906. Lapin. Narcose par le courant induit par le courant Leduc (expérience personnelle).

Nous avons fait passer le courant Leduc à travers la bobine primaire d'un appareil d'induction (10 volts, 7 milliampères, période 1/10, interruptions 110 par seconde). Le lapin est mis dans le circuit secondaire (bobine à fil moyen, nᵒ 2, au numéro 9 de l'échelle).

Pour abréger, nous appellerons ce courant, *courant combiné*.

Dans le tracé 12, le lapin ne paraît pas encore sentir l'effet du courant, la bobine étant à 13 centimètres de l'échelle. La pression sanguine est alors de 10 centimètres de mercure (manomètre de François-Franck).

Dans le tracé 13, la narcose est produite, la bobine étant à 9 centimètres de l'échelle. A ce moment, on a le maximum d'augmentation de la pression sanguine pendant la narcose chez cet animal : 12 centimètres de mercure.

On voit donc que, dans la narcose obtenue par ce procédé,
il y a aussi une **augmentation de la pression sanguine.**

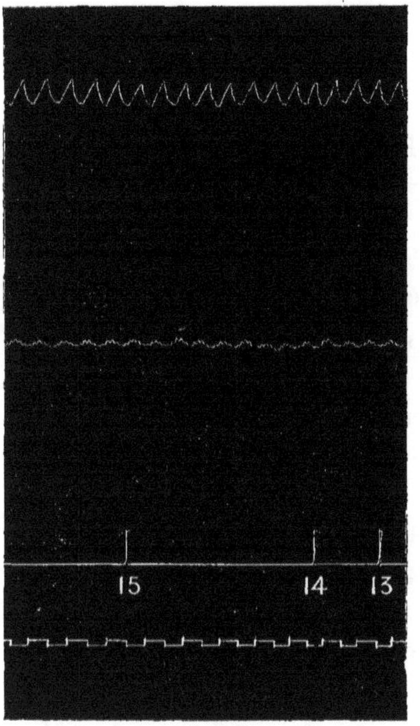

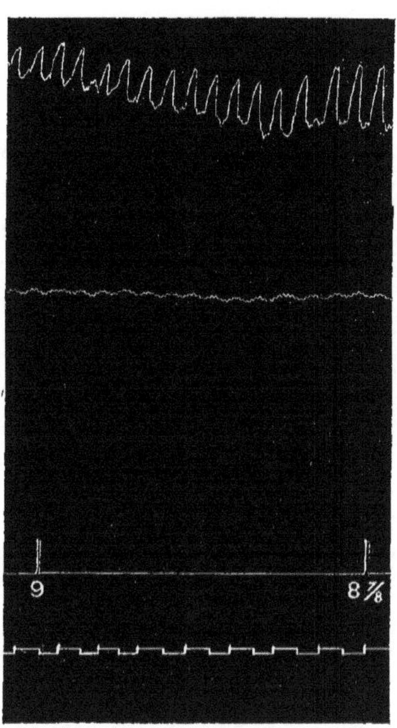

Tracé 12   Tracé 13

1ᵉʳ Mai 1906. Courant combiné

Tracé 12. Animal à l'état de veille   Tracé 13. Animal narcotisé

CHAPITRE IV

L'ÉPILEPSIE ÉLECTRIQUE

Etude expérimentale de la respiration et de la pression sanguine dans l'épilepsie produite par un courant électrique de basse tension.

Etude comparée de l'épilepsie chez l'animal curarisé et non curarisé

Nous rappellerons en quelques mots la technique de la production de l'épilepsie expérimentale par le courant Leduc.

L'installation du circuit est la même que celle dont on se sert pour la production du sommeil électrique, mais le voltage employé est différent.

Pour produire une attaque épileptique chez un lapin, il faut faire passer 55 volts brusquement, pendant une période de 4 secondes, et ouvrir le courant aussitôt.

L'attaque d'épilepsie se produit quelques secondes après la rupture du courant.

Ainsi, quelques secondes après cette rupture, l'animal manifeste des convulsions toniques, de l'écume lui vient à la bouche, il grince des dents et quelquefois il pousse des petits cris. Puis, survient la phase clonique, pendant laquelle l'animal se débat à intervalles réguliers. Cette phase est finalement suivie d'un état de coma d'une durée variable de quelques minutes à une demi-heure.

29 juillet 1905. — Lapin. Epilepsie électrique. Courant de basse tension (55 volts, 10 milliampères, période 1/10. interruptions 110 par seconde). (Tracés inédits, communiqués).

Dans ce tracé (14) sont enregistrés les mouvements respiratoires et la pression sanguine chez un lapin non curarisé, l'attaque ayant lieu 14 secondes après la cessation du courant, qui a traversé le corps de l'animal pendant une période de 4 secondes.

Respiration. — Au début du passage du courant, il y a une inspiration énorme, qui est suivie aussitôt d'une expiration considérable aussi. Au moment de la rupture du courant, le thorax se retracte à une limite extrême. Puis, il revient peu à peu à son volume moyen, et, au moment de l'attaque épileptique, les muscles des parois thoraciques deviennent le siège d'une trépidation intense, se transformant peu à peu en mouvements respiratoires normaux.

Pression sanguine. — Au début du passage du courant, la pression sanguine dans la carotide s'élève brusquement, pour retomber ensuite rapidement, mais en se maintenant au-dessus de la normale. Pendant tout ce temps, les battements du cœur sont arrêtés.

Au moment de la cessation du courant, la pression revient à son niveau préalable, les battements du cœur reparaissent amples et ralentis d'abord, pendant que la

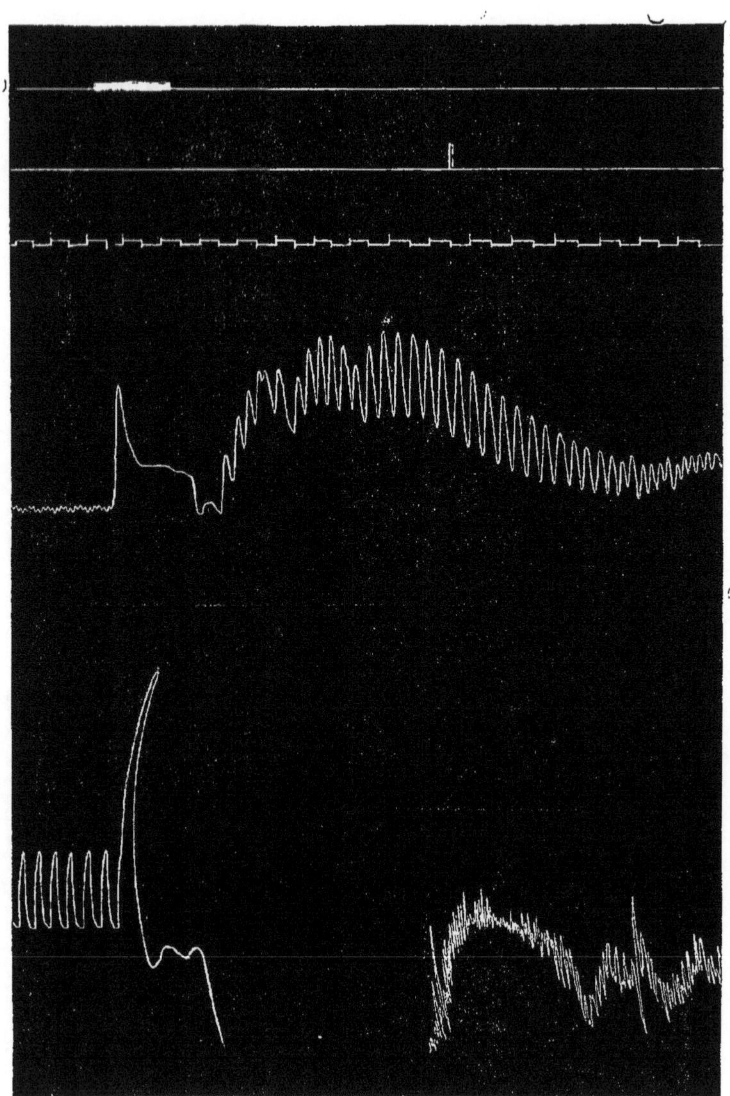

29 Juillet 1905

Tracé 14. Epilepsie électrique chez l'animal non curarisé.

Le signal électro-magnétique indique le passage du courant épileptisant.
Le signal de la deuxième ligne, le début de l'attaque d'épilepsie.

pression s'élève graduellement pour atteindre son maximum au moment du début de l'attaque de l'épilepsie, et revenir ensuite à son niveau primitif. Les battements du cœur pendant ce temps reprennent peu à peu leur fréquence et leur amplitude normale.

La même expérience, renouvelée quelques instants après, chez le même animal, donne à peu près les mêmes résultats. La pression artérielle tend à s'abaisser (Tracé 15, p. 68).

Pour éliminer l'influence que les contractions musculaires peuvent avoir, sur la pression sanguine et la respiration, pendant l'attaque épileptique, on a curarisé l'animal (expériences 16, 17 et 18), et on le soumet à la même expérience qu'en 14 et 15.

Dans le tracé 16, on voit que, pendant le passage du courant, il y a une dilatabilité plus grande du thorax sous l'influence de la respiration artificielle. Au moment de la rupture du courant, cette dilatabilité diminue, et elle revient à son état normal au moment de l'attaque d'épilepsie.

Pendant le passage du courant, le cœur ne s'arrête pas, et il y a une légère élévation de la pression carotidienne.

Pour le reste le tracé est le même que pour l'animal non-curarisé.

Dans le tracé 17 est enregistrée la même expérience. La seule différence entre ce tracé et le précédent est que pendant le passage du courant, il y a *un léger abaissement de la pression sanguine.*

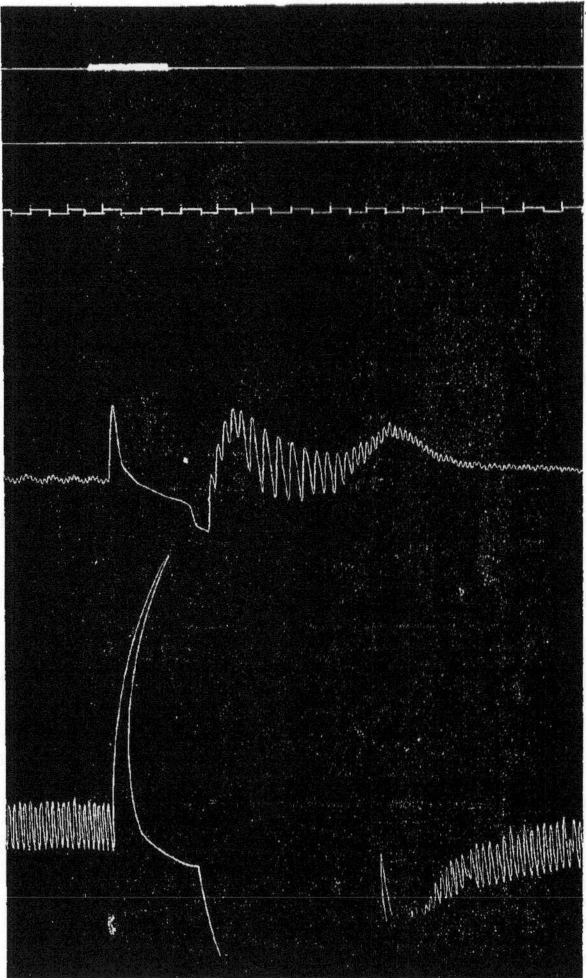

29 juillet 1905
Tracé 15. Épilepsie électrique chez l'animal non curarisé
(Même animal)

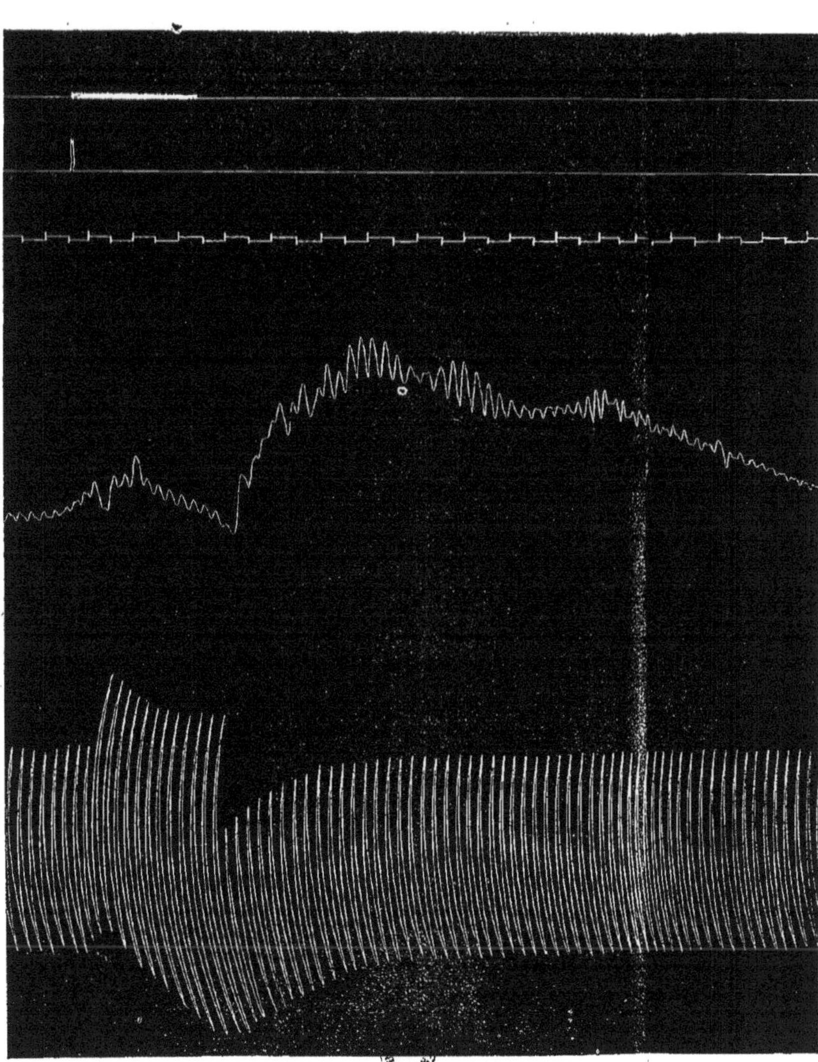

29 Juillet 1905

Tracé 16. Epilepsie expérimentale chez un lapin curarisé.

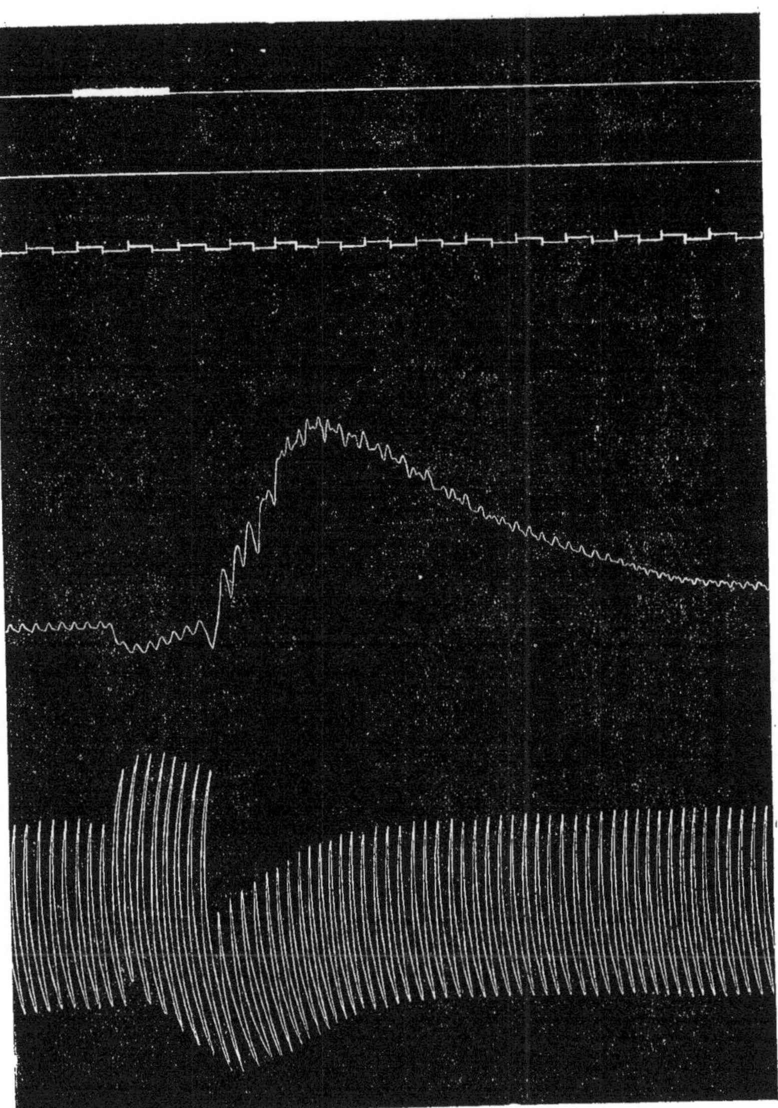

29 Juillet 1905

Tracé 17. Même expérience qu'en 16.

Dans le tracé 18 est enregistrée la même expérience, mais, pendant le passage du courant épileptisant, on a supprimé avec intention la respiration artificielle.

Or, on constate que, pendant le passage du courant épileptisant, le graphique de la pression sanguine redevient identique à ce qu'il était avant la curarisation (tracés 14 et 15). Nous voulons constater le fait, qui semble indiquer que la physionomie spéciale du tracé de la pression sanguine chez l'animal non curarisé est le résultat de la pause expiratoire produite par le passage du courant épileptisant.

Le lapin étant toujours sous l'influence du curare, on lui fait passer à travers le corps un courant de voltage double, 110 volts, et pendant 12 secondes, pour produire l'attaque épileptique. Le tracé 19, pris dans ces conditions, montre que les phénomènes observés sont les mêmes, on peut remarquer toutefois, combien, pendant le passage du courant épileptisant de 110 volts, la pression artérielle est peu influencée.

On constatera combien, dans ces expériences d'épilepsie électrique, il y a peu de parallélisme entre l'état convulsif généralisé et l'état de la pression artérielle.

Les convulsions ne commencent, en effet, qu'au moment où la pression artérielle, ayant atteint son maximum, a déjà commencé à descendre pour retrouver son niveau primitif.

On verra aussi que, chez l'animal non curarisé, le cœur s'arrête pendant le passage du courant épileptisant, tandis qu'il continue à battre chez l'animal curarisé. On fait à

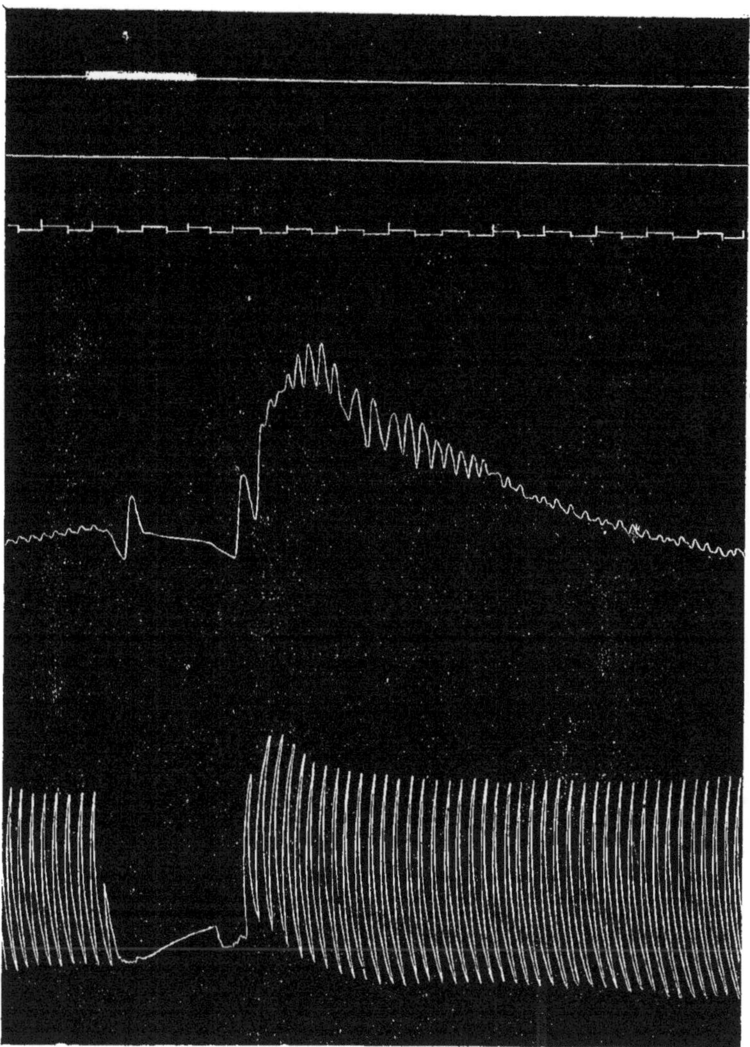

Tracé 18. — 29 juillet 1905

Epilepsie expérimentale chez un lapin curarisé, la respiration artificielle
étant supprimée pendant le passage du courant épileptisant.

volonté reparaître cette pause cardiaque chez l'animal curarisé en suspendant la respiration artificielle.

Nous ferons, en plus, remarquer, que lorsque l'animal, à la suite de sa crise convulsive, tombe dans l'accès de coma post-épileptique, la pression et la respiration ont repris leurs caractères normaux.

Le tracé de la respiration et de la pression pendant la période de coma post-épileptique n'ont donc aucune ressemblance avec ceux du sommeil électrique.

Il nous semble donc utile de faire ici un parallèle entre l'état de narcose électrique et celui d'épilepsie électrique.

1° Dans le sommeil électrique, l'animal est en proie à une inhibition des mouvements volontaires et de la sensibilité.

2' Dans l'épilepsie électrique, le passage du courant modifie seulement l'état du système nerveux de manière à donner lieu plus tard à une crise épileptique.

3° Dans l'état de sommeil électrique, le sommeil s'accompagne toujours d'une élévation de la pression artérielle, qui ne peut être attribuée à un état convulsif généralisé des muscles, puisqu'elle se produit de même chez l'animal curarisé.

4° Pendant le passage du courant épileptisant, il n'y a qu'une élévation très faible de la pression quand il y en a. La pression s'élève dès la suppression du courant, par conséquent un certain temps avant le début de l'attaque convulsive; et la pression est revenue à son niveau normal que l'attaque convulsive n'est pas encore terminée. Par

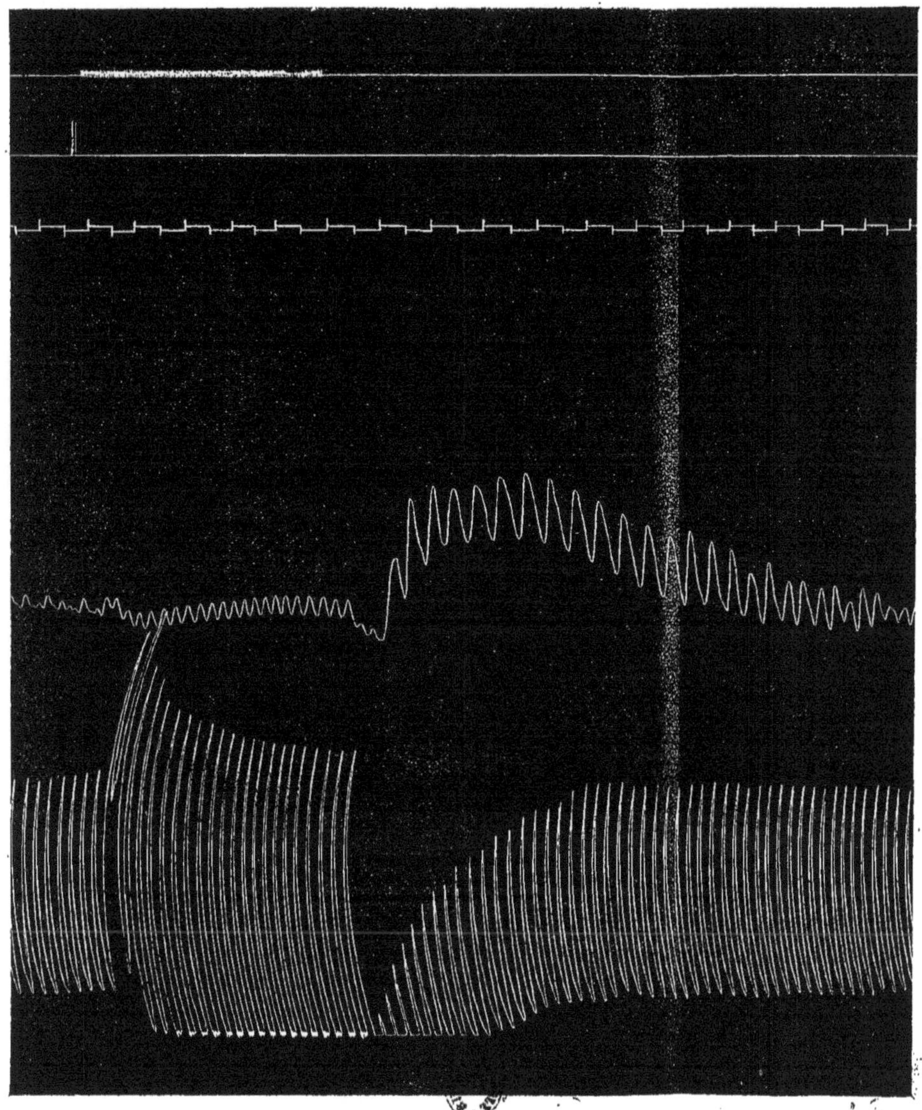

Tracé 19 . — 29 juillet 1905

Lapin. Attaque épileptique avec 110 volts, donnant 25 milliampères.

conséquent le coma post-épileptique se produit avec une pression normale.

On voit donc quelle différence, au point de vue de la pression artérielle, sépare le sommeil électrique du coma épileptique.

CHAPITRE V

L'ÉLECTROCUTION

Etude expérimentale de la respiration et de la pression sanguine dans les différentes formes d'électrocution.

Dans notre article sur l'électrocution expérimentale par le courant Leduc, publié dans *The Journal of Mental Pathology*, vol. VII, n° 2, 1905, nous avons présenté deux tracés de la respiration et de battements cardiaques (toujours pris avec le cardiographe de M. le Professeur Rouxeau) dans un cas d'électrocution chez le lapin. Nous le rappelons ici.

L'animal est d'abord soumis brusquement au potentiel de 12 volts, pendant 20 secondes, et après un repos d'un certain temps, au potentiel de 14 volts, pendant 33 secondes.

La rupture du courant, qui, dans le premier cas (tracé 20), avait ramené les battements cardiaques et les mouvements respiratoires spontanés, dans le second cas amena la suppression brusque et définitive des battements cardiaques sans que reparussent les mouvements respi-

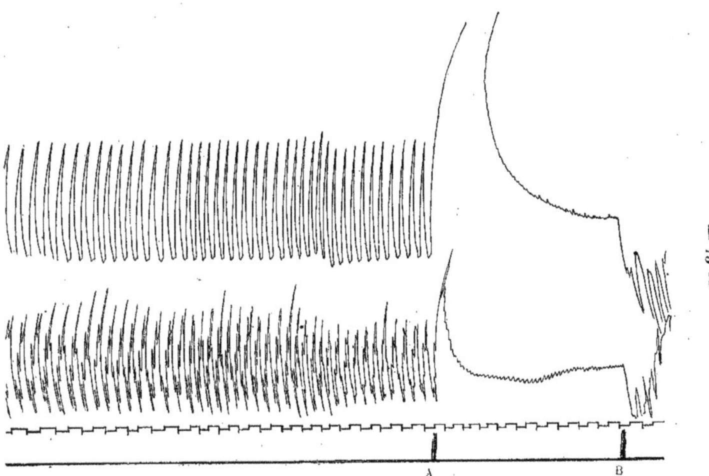

Tracé 20. Avril 1905. Lapin.
Electrocution par le courant Leduc. Période 1/10, interruptions 110 à la seconde, 12 et 14 volts (expérience personnelle).
En *A*, fermeture du courant sur 12 volts. — En *B*, rupture du courant.

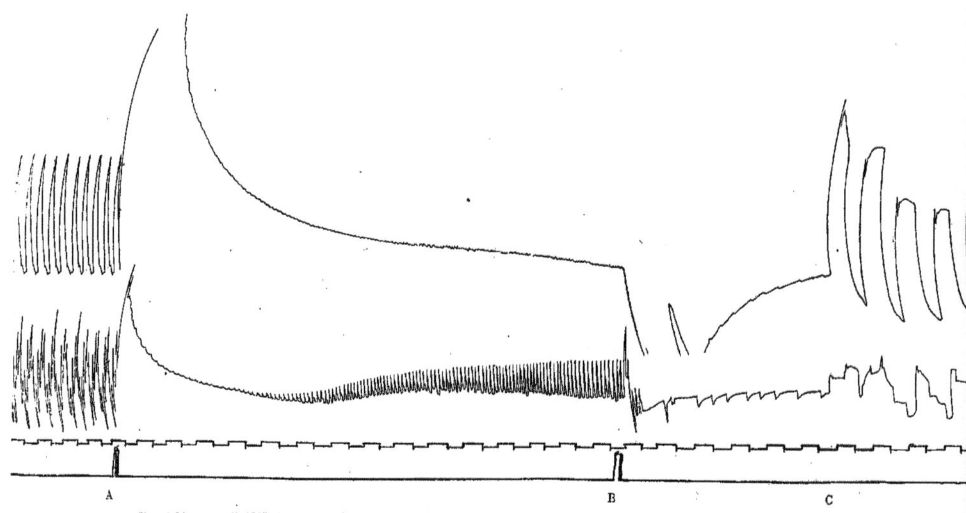

Tracé 21. — Avril 1905. Lapin. *A*, fermeture du courant sur 14 volts ; *B*, rupture du courant ; *C*, Excitations rythmiques

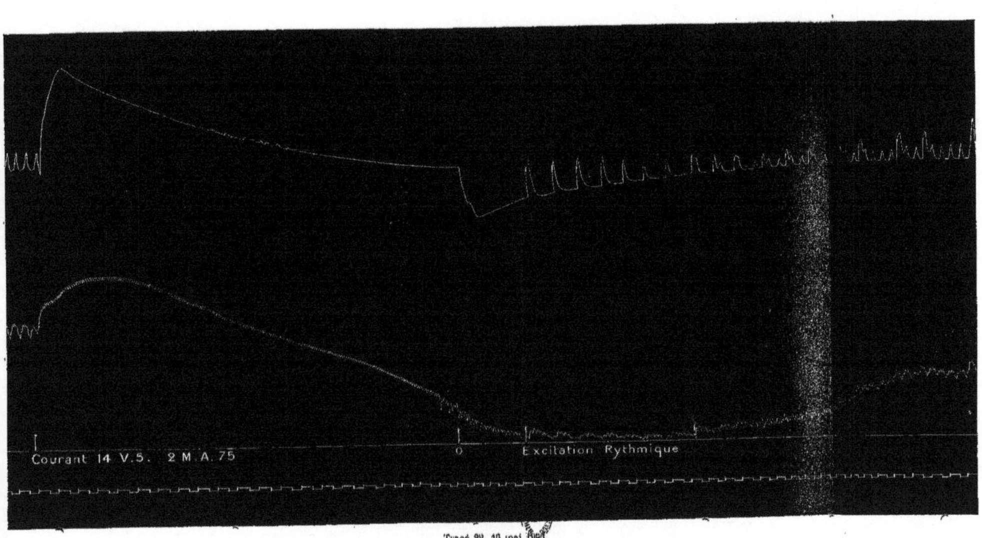

Tracé 22. 10 mai 1906.

Lapin. Électrocution. Rappel à la vie par des excitations rythmiques avec le même potentiel qui détermina la pause respiratoire définitive. Commençant au zéro, les 3 signaux indiquent : 1° Rupture du courant ; 2° Début des excitations rythmiques ; 3° Réapparition des mouvements respiratoires spontanés. (Personnelle).

ratoires spontanés. Le cardiographe n'enregistra plus que des pulsations négatives.

La mort paraissant certaine, les excitations rythmiques sont essayées au bout de 12 secondes. Ce procédé consiste à faire passer par le corps de l'animal à intervalles rythmiques de 3 à 4 secondes, et pendant une seconde environ à chaque fois, le courant qui a provoqué la mort de l'animal (14 volts, période 1/10 et 110 interruptions à la seconde).

Cette méthode est souvent efficace, mais ici elle n'amena aucun résultat.

Nous venons de voir, dans la dernière expérience, un lapin tué par un courant de 14 volts passant à travers son corps pendant 33 secondes.

Cette dose d'électricité n'est pas fatalement mortelle chez tous les lapins.

Ainsi, dans le tracé 22, un lapin a pu être rappelé à la vie après le passage de ce courant de 14 volts (donnant 2 mA. 75), pendant 42 secondes. Les excitations rythmiques furent, il est vrai, commencées sans tarder, 8 secondes après la rupture du courant, et ce n'est qu'à la 8e excitation, au bout de 19 secondes de manœuvre, que se produisit le premier mouvement respiratoire spontané et que la pression carotidienne commença à remonter.

Nous nous bornons à faire remarquer que dans ce cas, qui eut été mortel pour l'animal abandonné à lui-même, la pression artérielle, qui s'éleva notablement au moment de la fermeture du courant, ne se maintint pas à ce niveau et s'abaissa graduellement jusqu'à 4 centimètres de mercure environ. La rupture du courant n'enraya pas ce mouvement de descente.

Nous ferons observer également que les battements cardiaques continuaient d'être enregistrés par le manomètre au moment où furent commencées des excitations rythmiques.

MM. Leduc et Rouxeau, en effet, ont montré, dans leur communication à la Société de Biologie, le 4 juillet 1903, que l'état d'inhibition respiratoire peut être maintenu une minute sans que les pulsations cardiaques cessent d'être enregistrées au cardiographe. Le tracé ci-contre annexé à cette communication en est un exemple.

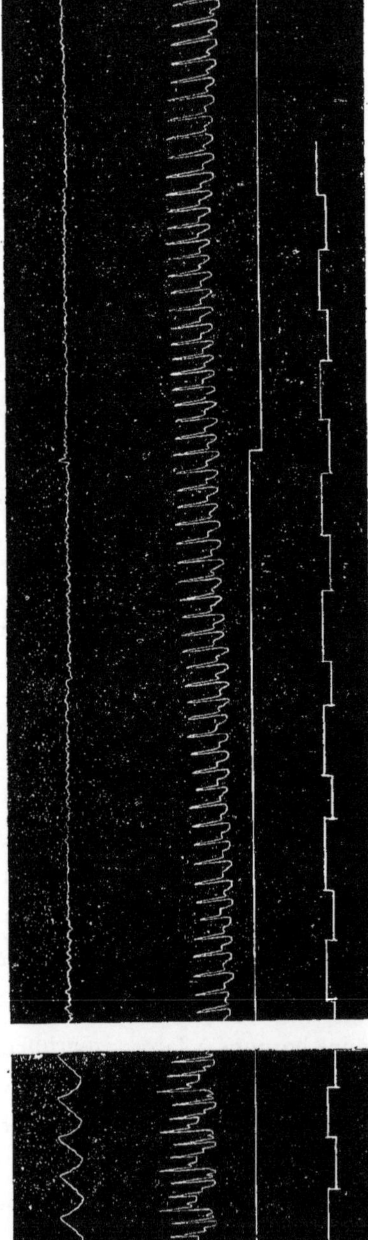

Tracé 23. A droite, Inhibition respiratoire : le cœur continue à battre. — R, respiration ; C, cœur ; T, temps (1 oscillation double — 2 secondes); à gauche, tracé normal. — Voltage nécessaire, 12 volts. Période 1/10.

Donc, dans notre cas (exp. 22, 16 mai 1906), l'animal, bien que les battements cardiaques continuassent à être enregistrés au manomètre, n'en paraissait pas moins voué à la mort probable, quand les excitations rythmiques furent employées.

Lorsque, en effet, la rupture du courant n'a pas amené les mouvements respiratoires spontanés, si l'on attend que le manomètre n'enregistre plus de systoles cardiaques, on n'a guère de chances de ramener la respiration par des excitations rythmiques et de sauver l'animal.

C'est le cas particulier d'un lapin que nous avons électrocuté le 15 mai dernier, mais dont nous ne jugeons pas nécessaire de publier le tracé :

Chez cet animal le manomètre cessa d'enregistrer les systoles cardiaques 60 secondes après la rupture du courant électrocuteur, et les excitations rythmiques pratiquées à ce moment furent de nul effet. Au lieu que le lapin de l'expérience précédente (tracé 22) put être rappelé deux fois à la vie, et aujourd'hui, 1er juin, il commence à être bien remis du choc expérimental.

En somme, lorsqu'on élève le voltage jusqu'à dose léthale, l'animal passe graduellement de la période d'inhibition des mouvements volontaires et de la sensibilité à la période d'inhibition respiratoire, bientôt suivie de l'arrêt du cœur. Et l'on peut croire que le léger état convulsif général, qui accompagne presque toujours l'électrocution par ce procédé, n'est pas senti par l'animal et que la mort arrive chez lui sans souffrance.

Dans leur communication à la Société de Biologie du

4 juillet 1903, MM. Leduc et Rouxeau ont montré en effet que, pour pousser l'inhibition jusqu'aux centres respiratoires, il valait mieux se tenir dans les mêmes conditions expérimentales que pour produire la simple inhibition des mouvements volontaires et de la sensibilité, c'est-à-dire, ce que nous appelons le sommeil électrique. Il suffit seulement d'élever le potentiel jusqu'à 12 ou 14 volts : c'est dans ces conditions que l'animal se trouve le plus tranquille pendant toute la durée de l'expérience, que ses muscles se rapprochent le plus de l'état de résolution et que la trépidation musculaire semble à son minimum.

Il en est autrement, lorsqu'on électrocute dans des conditions différentes de celles que nous avons indiquées comme étant la méthode de choix.

C'est ce que fait ressortir avec toute évidence le graphique suivant qui accompagnait la communication citée de MM Leduc et Rouxeau (Tracé 24, p. 81).

Dans ce cas, la période étant 2/1000, au lieu de 1/10, il fallut pousser le potentiel à 30 volts pour obtenir cette inhibition respiratoire, qu'avec la période de 1/10 on eût obtenue avec 12 à 14 volts seulement, le rythme d'interruptions restant le même.

On voit dans cette expérience que les muscles fémoraux sont le siège d'une trépidation marquée.

La trépidation musculaire est encore plus marquée, puisqu'elle en constitue le trait caractéristique, dans l'électrocution avec un courant induit.

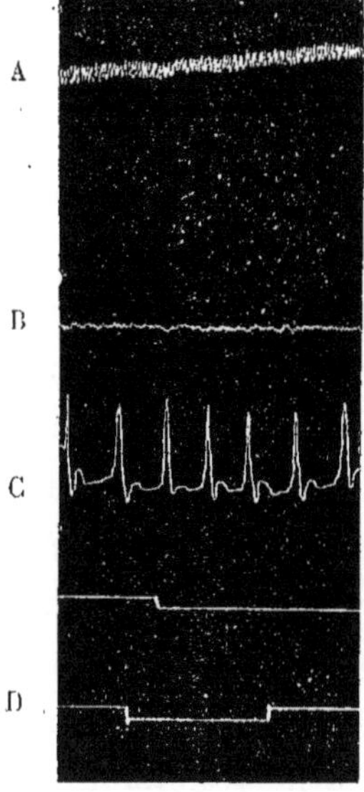

Tracé 24. Inhibition respiratoire :
dés. 2/100, 30 volts, intemps. 100
env. A Muscles fémoraux ; B Respiration ; C Cœur ; D Temps.

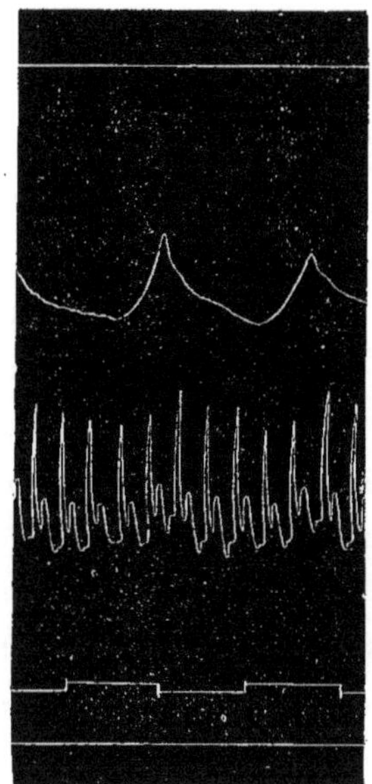

Tracé 25. Tracé inséré ici pour
montrer un cardiogramme chez
le lapin à l'état normal, pris avec
l'explorateur de M. Rouxeau.

Quand on électrocute un lapin par le courant induit,
l'animal est dans un état de souffrance apparente, pénible
à voir, dès le début du passage du courant : en proie à des
convulsions généralisées, il se débat, ses yeux ressortent
de leurs orbites de plus en plus, le thorax s'immobilise et
l'animal meurt apparemment en pleine conscience de ses
souffrances.

La poitrine étant dans un état de dilatation considérable,
la trépidation musculaire est intense, et les membranes
du tambour inscripteur vibrent avec une impétuosité telle
qu'elles rendent un son perceptible à distance.

Nous avons fait figurer ici un graphique indiquant d'une

façon très nette l'intensité de cette trépidation musculaire dans un cas d'électrocution par courant d'induction (Tracè 26).

Dans ce cas, la trépidation musculaire commença avant même que la bobine fut au numéro 11 de l'échelle.

Puis, l'animal fut soumis brusquement à un courant plus fort (tracé 27 : bobine rapprochée successivement du n° 6,5 au n° 5,5 de l'échelle). On voit, cette fois, la pression s'élever à peine au moment de la fermeture du courant et s'abaisser aussitôt, et graduellement jusqu'à zéro. A ce moment, après un passage du courant électrocuteur de 83 secondes, le manomètre cessant d'enregistrer les battements cardiaques, le courant est ouvert, mais la rupture du courant ne ramène ni les mouvements respiratoires, ni la pression artérielle, ni les battements cardiaques, c'est-à-dire les battements cardiaques enregistrés par le manomètre : car, à l'autopsie de ces animaux électrocutés, le cœur continue à battre à vide fort longtemps, de 20 minutes à une demi-heure.

On n'essaya pas de rappeler à la vie, par des excitations rythmiques, l'animal qui fait le sujet de cette observation.

Une remarque qui nous semble importante au sujet de cette dernière expérience c'est que, malgré l'état convulsif très marqué et généralisé, la pression sanguine s'éleva moins au-dessus de la normale qu'avec le courant Leduc, qui pourtant convulse infiniment moins les animaux. C'est une remarque que nous avions déjà pu faire en examinant les tracés d'épileptisation électrique, qui nous ont été communiqués au laboratoire de M. Rouxeau.

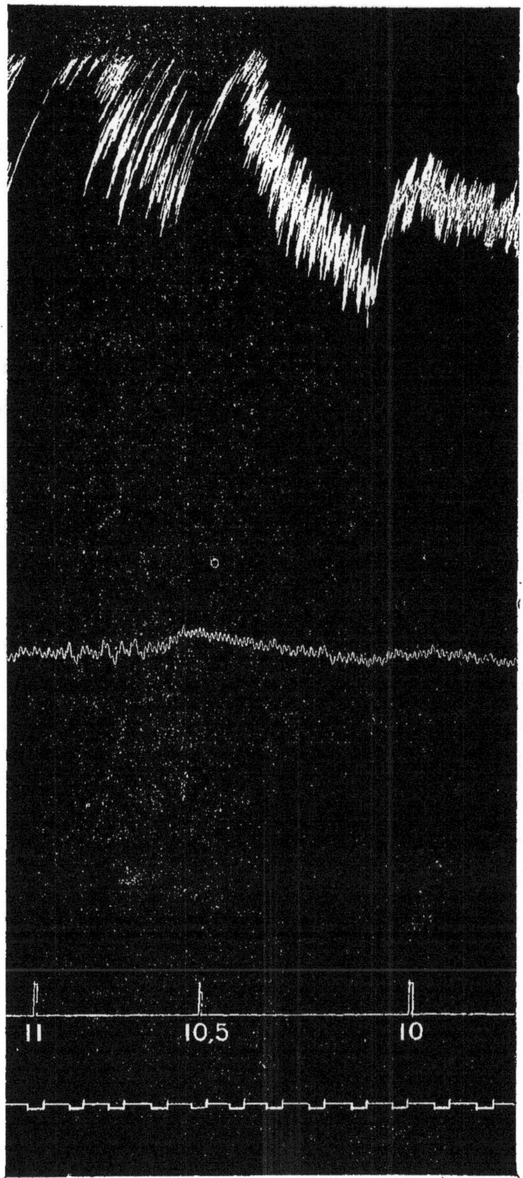

Tracé 26. — 30 Avril 1906. Du haut en bas, les tracés représentent :
1° respiration, 2° cœur, 3° degrés d'écartement de la bobine induite, 4° temps.
L'appareil d'induction marche sur 6 volts, bobine n° 3 placée successivement aux numéros 11, 10,5 et 10 de l'échelle (expérience personnelle).

On peut rapprocher aussi de ce fait l'observation de Jellineck, de Vienne, qui a cru observer, dans le plus grand nombre des cas, un abaissement de la pression sanguine, après le passage des courants alternatifs (Elecktropathologie).

Nous n'avons recueilli que peu de renseignements sur l'état du système nerveux après l'électrocution par le courant Leduc. Nous voulons cependant rapporter les résultats du petit nombre d'autopsies que nous avons pratiquées et qui nous donnèrent toujours des résultats négatifs.

Dans le cerveau des lapins électrocutés par le courant Leduc, nous n'avons jamais trouvé d'hémorragies, et la moelle épinière n'en présentait pas non plus.

Dans les autopsies des électrocutés par le courant alternatif, au contraire, les auteurs ont presque toujours constaté des hémorragies dans le système nerveux. Dans notre article déjà cité sur l'électrocution, nous avons résumé les résultats des autopsies faites sur les corps des criminels électrocutés dans l'état de New-York, qui montrent des hémorragies dans le quatrième ventricule et ailleurs dans le système nerveux. Pour les détails de ces lésions nous renvoyons le lecteur à notre article et au travail du Dr Jellineck cité ci-haut.

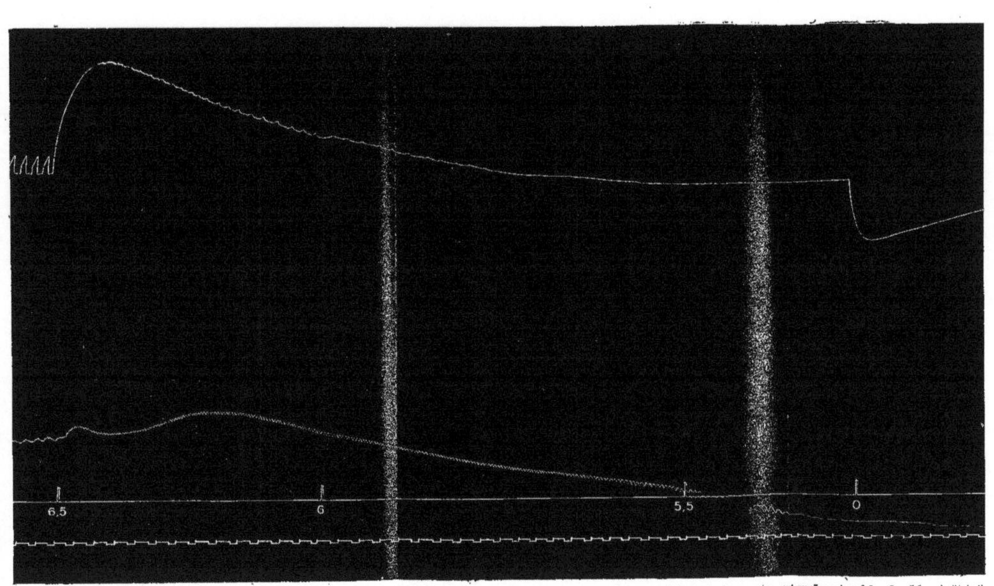

Tracé 27. 30 Avril 1908. — Electrocution d'un lapin par un courant induit. (Même animal). L'appareil d'induction marche toujours sur 6 volts : Bob. 3, placé successivement aux numéros 6,5 — 6 — 5,5 — de l'échelle.

CONCLUSIONS

Pour produire le sommeil électrique, il est bon de ne pas employer un courant de canalisation urbaine, pas plus pour fournir le courant qui doit traverser le corps de l'animal que pour actionner le moteur de l'interrupteur. Il faut employer deux sources séparées d'électricité : deux batteries d'accumulateurs nous paraissent remplir les conditions nécessaires.

Il est préférable de ne pas soumettre brusquement les animaux à la dose de courant nécessaire pour amener l'état de sommeil; car, dans ce cas, on produit presque toujours, au moment de la fermeture du courant, un trouble assez important de la respiration et du fonctionnement cardiaque.

On doit toujours appliquer le pôle négatif (cathode) à la tête; car, avec l'anode à la tête, la respiration est très accélérée et la température peut s'élever plus qu'il ne convient.

Dans l'état de sommeil électrique, les pupilles ne sont pas dilatées comme dans l'épilepsie : elles sont, au contraire, contractées.

La température est plutôt au-dessous de la normale (lapin immobile ou attaché) et le rythme respiratoire s'en écarte fort peu.

Il y a toujours une augmentation de la pression artérielle

dans le sommeil électrique. Le même phénomène, du reste, s'observe dans d'autres narcoses; il est constant chez les animaux chlorolosés, et on le constate quelquefois chez le lapin chloroformé.

L'élévation de la pression artérielle est aussi marquée chez les animaux curarisés. Elle ne semble donc pas dépendre d'un état convulsif généralisé : elle est sans doute d'origine vaso-motrice.

Certains réflexes semblent exagérés (réflexes cutanés); d'autres semblent, au contraire, atténués, tel le réflexe du vague : lorsque, à l'état de veille, l'excitation du bout central amène une élévation de la pression, ce qui est le cas ordinaire, chez l'animal en état de sommeil électrique cette excitation amène un léger abaissement.

Ces considérations sur l'élévation de la pression artérielle dans le sommeil électrique sont importantes. Si, au lieu d'employer un voltage capable de produire seulement le sommeil électrique (inhibition de la volonté et de la sensibilité), on élève la dose d'électricité, au point de produire soit une attaque d'épilepsie, soit l'électrocution de l'animal (inhibition respiratoire), l'élévation de la pression artérielle est moins marquée, quand elle existe, et, dans le dernier cas même, elle tombe assez rapidement à zéro.

Il ne semble pas y avoir la moindre similitude, en ce qui concerne la pression artérielle, entre l'état de sommeil électrique et l'état de coma post-épileptique.

Dans ce dernier état, en effet, il n'y a d'élévation notable de la pression qu'après la rupture du courant épileptisant, et encore est-elle de peu de durée, car elle diminue au bout de quelques secondes, au moment où commencent les premières convulsions, et elle a complètement disparu lors de l'établissement du coma. La courbe de la pression n'est pas modifiée lorsqu'on épileptise un animal curarisé.

Avec le courant Leduc, il semble, quant à présent, qu'on peut électrocuter les animaux sans les faire souffrir, et, par une élévation graduelle du voltage, les faire passer insensiblement de l'état d'inhibition de la volonté et de la sensibilité, à celui d'inhibition des mouvements respiratoires, bientôt suivie de l'arrêt du cœur.

Le constraste est frappant entre l'effet produit par le courant que nous avons étudié et le spectacle d'un animal électrocuté par un courant induit.

Nous ajoutons, pour terminer, que chez les animaux électrocutés par le courant Leduc, nous n'avons jamais trouvé de lésions apparentes dans les centres nerveux. Dans les comptes rendus des électrocutions judiciaires, telles qu'elles se pratiquent dans l'État de New-York, on en a constaté, au contraire, d'importantes.

APPENDICE

Résumé des principaux travaux publiés jusqu'à ce jour sur le Sommeil électrique, l'Epilepsie et l'Electrocution produits au moyen d'un courant de basse tension.

21 juillet 1902. — **M. Stéphane Leduc.** — *Production du sommeil et de l'anesthésie générale et locale par les courants électriques.* — (COMPTES RENDUS DE L'ACADÉMIE DES SCIENCES).

Avec ces courants, on peut, instantanément, sans douleur apparente, réaliser l'inhibition complète des centres cérébraux, en laissant intacts les centres de la respiration et de la circulation ; on obtient ainsi un sommeil tranquille, prolongé, et une anesthésie générale complète ; l'action somnifère se règle et se suspend aussi vite que l'on peut agir sur le courant électrique ; le sommeil n'est suivi d'aucune réaction consécutive.

La cathode du même courant placée chez l'homme sur le trajet d'un nerf, sensible ou mixte, superficiel, sur le médian au poignet, par exemple, donne pour une certaine intensité, avec une forte sensation de fourmillement, non douloureuse, une anesthésie complète et absolue de la région innervée par le nerf.

Septembre 1902. — **M. Leduc.** — *Production du sommeil et de l'anesthésie générale et locale par les courants intermittents de basse tension* — (CONGRÉS INTERNATIONAL D'ÉLECTROPHYSIOLOGIE, BERNE).

C'est la reproduction de la communication faite à *l'Académie des Sciences,* le 21 juillet 1902.

22 novembre 1902. — **MM. Leduc, Malherbe et Rouxeau.** — *Production de l'inhibition cérébrale chez l'homme par les courants électriques.* — (SOCIÉTÉ DE BIOLOGIE).

Dans cette expérience, exécutée sur M. Leduc, on a pu, sans affecter le pouls et la respiration, réaliser, à l'aide d'un courant électrique, l'inhibition complète des centres cérébraux, du langage et de la motilité, et l'inhibition partielle des centres de l'idéation et de la sensibilité.

4 juillet 1903. — **MM. Leduc et Rouxeau.** — *Du temps pendant lequel peut être maintenu l'état du sommeil électrique.* — (SOCIÉTÉ DE BIOLOGIE).

Pour produire l'inhibition des mouvements volontaires et de la sensibilité, il faut réaliser les conditions expérimentales suivantes : nombre d'interruption de 85 à 90 à la seconde, période de 100 à 800/1000. Dans ces conditions un lapin fut maintenu dans l'état de sommeil électrique pendant 4 heures 50 minutes.

4 juillet 1903. — **MM. Leduc et Rouxeau.** — *L'inhibition respiratoire par les courants intermittents de basse tension.* — (SOCIÉTÉ DE BIOLOGIE).

Sur soixante-quatorze expériences dans lesquelles on est arrivé à obtenir l'inhibition de la respiration pendant un temps variant d'une demi-minute à une minute, on a enregistré sept fois seulement la mort des animaux. Pour produire cette inhibition respiratoire dans les conditions les plus avantageuses, il faut se servir des mêmes conditions expérimentales que pour provoquer le sommeil. Le voltage seul est différent.

Août 1903. — **M. Leduc.** — *Etude sur les courants intermittents de basse tension.* — (CONGRÈS D'ANGERS).

Les courants intermittents de basse tension permettent de régler et de mesurer avec précision la durée de chacun des passages du courant.

Dans les actions physiologiques du courant, les grandeurs électriques, potentiel, intensité, sont subordonnées à la durée de chacun des passages du courant, et peuvent être représentées par une courbe dont les abscisses sont proportionnelles à la durée de passage et les ordonnées à la grandeur électrique considérée.

La force électromotrice nécessaire pour produire une excitation donnée passe par un minima correspondant à une durée de passage d'un millième de seconde.

La durée des interruptions du courant influence surtout la forme des contractions ; elle doit avoir une certaine grandeur pour donner des contractions tétaniques ; si elle est très courte, la fermeture donne une secousse comme le courant continu ; pour les durées intermédiaires on a pour chaque fermeture du circuit deux excitations, d'abord une secousse et, pendant la chute de celle-ci, une contraction tétanique.

Les actions excitatrices des courants électriques ne sont pas les mêmes aux différents points d'un même circuit ; si l'électrode active est en rapport direct avec la source, et que l'interruption se fasse entre l'électrode indifférente et la source, le potentiel de l'électrode active reste constant et l'excitation se fait à potentiel invariable. Lorsqu'au contraire l'interruption se fait entre l'électrode active et la source, l'excitation se fait à potentiel variable et elle est toujours plus forte que dans le premier cas.

1904. — Dr Gustave Gouin. — THÈSE DE BORDEAUX

1º Les courants intermittents de basse tension pénètrent jusqu'au cerveau chez des sujets instacts, puisqu'ils permettent à volonté, de provoquer et de maintenir pendant un temps indéterminé le sommeil électrique, c'est-à-dire la suspension de toutes les fonctions des hémisphères cérébraux.

2º Ces courants permettent donc d'entreprendre l'étude expérimentale de l'électrophysiologie cérébrale chez les sujets intacts.

3º Avec les courants intermittents de basse tension, toutes les conditions de l'excitation sont parfaitement et complètement déterminées ; ces courants apportent donc la solution complète et pratique du problème poursuivi en vain jusqu'ici de la comparabilité des excitations physiologiques, excitations qu'ils permettent de mesurer avec toute la précision des mesures physiques.

4º La mise en série des animaux traversés par le même courant, de la même manière, constitue également une excellente méthode de comparaison des excitations physiologiques.

5º Les courants intermittents de basse tension traversant le cerveau sous une certaine tension, avec une certaine intensité, et pendant un temps déterminé (chacune de ces grandeurs variant avec l'espèce animale employée) produisent consécutivement à leur passage, alors que le courant est complètement interrompu, des accès complets d'épilepsie avec les trois phases : tonique, clonique et comateuse.

6º Cette possibilité de produire à volonté sur des sujets inctacts des accès d'épilepsie, permet d'étudier l'influence des différentes substances médicamenteuses sur le développement de ces accès.

7º La cocaïne, à dose suffisante, supprime totalement l'accès d'épilepsie expérimentale. Le chloroforme supprime complètement les accès d'épilepsie.

Les effets du chlorure de sodium sont analogues à ceux de la cocaïne, mais dès qu'on en élève la dose, ces effets sont particulièrement toxiques.

Le chloral est, de toutes les substances que nous avons expérimentées, celle qui agit le plus efficacement pour empêcher le développement des accès d'épilepsie expérimentale tout en produisant les effets toxiques les moins marqués.

Le bromure de potassium s'est montré presque sans action sur l'épilepsie expérimentale ; à doses élevées, une demi-heure à une heure après l'injection, il a semblé diminuer l'intensité de l'accès, mais cet effet même est douteux.

Le sulfate de strychnine semble avoir augmenté surtout l'intensité des convulsions cloniques, mais il a exercé sur les accès une action beaucoup moins marquée que celle que nous présumions.

Dans les expériences effectuées sur le lapin dont la tête était soumise à l'action des rayons X, nous avons toujours constaté une augmentation de l'intensité des accès, portant sur toutes les périodes, comparativement aux accès des divers témoins, et cette action a persisté longtemps après la cessation de l'exposition aux rayons.

D'autre part, cet animal a présenté une résistance remarquable aux diverses expériences auxquelles il a été soumis, en ce sens que son état général, au lieu de décliner, s'est constamment maintenu bon, le lapin diminuant de poids beaucoup moins que les autres et conservant une remarquable vigueur ».

25 octobre 1894. — **M. Leduc.** — *Des courants intermittents de basse tension.* — (ARCHIVES D'ÉLECTRICITÉ MÉDICALE).

Les courants intermittents de basse tension, à l'aide desquels on produit le sommeil électrique, permettent de déterminer à volonté le syndrome de l'épilepsie sur des animaux absolument intacts, et d'étudier expérimentalement l'action de toutes les influences qui peuvent agir sur ce syndrome. Ces courants permettent de comparer, avec perfection, les grandeurs de l'excitant électrique ; ils représentent la seule forme du courant électrique permettant d'étudier, chez des animaux intacts, l'électro-physiologie cérébrale.

1905. — **Louise G. Robinovitch**. — *Electrocution. An experimental study with an electric current of low tension. Illustrated by cardiac and respiratory tracings. With some critical remarks on the present method of the official electrocution. A preliminary communication.* — (THE JOURNAL OF MENTAL PATHOLOGY, VOL. VII, N° 2).

Traduit en Français et publié dans *les Archives d'électricité médicale,* 10 janvier 1906.

1° La cathode doit être appliquée sur le front et l'anode sur l'abdomen ;

2° Pour un lapin de bonne taille, 14 volts constituent un courant mortel. Ce nombre n'est pas absolu, il varie avec l'animal, mais non avec la taille ;

3° D'une série d'expériences, dont celle présentée ici est une part, il est correct de conclure que l'animal perd conscience au moment de la fermeture du courant ;

4° La conscience se perd lorsque environ 5 volts seulement sont introduits dans le circuit ;

5° Dans les expériences sur le sommeil électrique, ce nombre de volts, introduits comme il est indiqué ci-dessus, produit un état qui a toutes les apparences du sommeil. Pendant que continue cet état, la sensibilité et la motilité volontaire sont abolies ;

6° Chez le lapin, l'électrocution exige deux fois et demie autant de volts que la production du sommeil électrique ;

7° En appliquant le courant mortel, on supprime la conscience ;

8° Il ne se produit ni œdème, ni vésication aux emplacements des électrodes. Dans la méthode d'électrocution actuellement employée dans l'État de New-York, on produit au contraire de l'œdème et de la vésication à la place des électrodes ;

9° Nous ignorons si les sujets électrocutés par la méthode actuellement en usage ne conservent pas leur conscience pendant une certaine période de l'application du courant mortel ;

10° En dehors de toute question sentimentale ou scientifique, au point de vue purement humanitaire, cela semble notre devoir dans l'application de l'électrocution, d'éviter toutes souffrances physiques à ceux qui subissent la peine capitale ;

11° Tendant à la suppression de la peine de mort en général et de l'électrocution dans l'Etat de New-York, nous considérons comme notre devoir de contribuer à éviter la souffrance aux condamnés autant qu'il est en notre pouvoir. Le premier point à atteindre est la suppression immédiate de la conscience ; le second, la réalisation d'une suspension de la respiration et d'une paralysie cardiaque. Ces conditions sont obtenues dans l'ordre désirable par les courants employés dans cette expérience. L'opération s'effectue avec un faible voltage. Chez l'homme, 150 à 200 volts suffiraient probablement. Avec ce nombre de volts et le mode d'application décrit ici, non seulement on obtient la suppression de la conscience précédant l'inhibition respiratoire et cardiaque, mais on évite la vésication, l'œdème et les brûlures des parties correspondant à la place des électrodes ;

12° Dans l'une des exécutions mentionnées dans l'Etat de New-York, 1.800 volts auraient été employés. Dans le cas de Czolgosz, 1.800 volts furent maintenus pendant quelques secondes, puis on réduisit à 300 volts pendant 23 secondes, on éleva de nouveau à 1.800 volts pendant 4 secondes, et l'on réduisit de nouveau à 300 volts pendant 23 secondes, le tout ayant duré une minute ;

13° Dans les descriptions publiées des exécutions, il est évident qu'aucune importance n'est accordée au choix de l'emplacement de l'électrode à la tête. On ne distingue pas non plus si l'électrode de la tête est cathode ou anode. Dans le cas de Czolgosz, on déduit de la description qu'une des électrodes a été appliquée à l'occiput. A l'emplacement des électrodes existait de la vésication avec enlèvement de l'épiderme et de l'œdème. « *A l'endroit de l'application de l'électrode de la tête il n'y avait que de vésication limitée qu'à l'occiput.* » Dans un des cas publiés par le Dr Mac Donald, les électrodes ont été appliquées aux mains ;

14° En dehors de toute question de sentiment, s'impose à nous la suppression des hauts voltages inutiles et de l'arbitraire dans la position des électrodes, arbitraire qui nous laisse dans l'ignorance sur les souffrances possibles que peuvent endurer les sujets soumis à l'électrocution, puisque nous ignorons si la sensibilité et la conscience sont immédiatement supprimées dans le mode grossier actuellement employé. Avec la méthode d'application employée dans nos expériences, nous avons des preuves expérimentales que la sensibilité et la conscience sont déjà supprimées avec un voltage qui n'est que de 40/100 du voltage mortel. L'inhibition respiratoire et cardiaque est obtenue synchroniquement avec la perte de la conscience et de la sensibilité générale.

1905. — Louise G. Robinovitch. — THE JOURNAL OF MENTAL PATHO-
LOGY, VII, N° 4. — *Electric sleep. An experimental study with an electric current of low tension. Illustrated by cardiac and respiratory tracings. A preliminary communication.*

La méthode préférée est la méthode lente et progressive. Les conditions expérimentales préférées sont : période de 1/10, interruption 110 à
la seconde. Quand l'animal est complètement sous l'influence du courant
somnifère, il paraît être insensible au toucher. On le soulève par un pli
de la peau sans qu'il montre aucun signe de conscience. Il y a des contractions légères dans les pattes antérieures pendant toute la durée de
l'expérience. Dans ce cas l'animal est resté en expérience 3 heures et
20 minutes. Les battements cardiaques et la respiration sont restés réguliers pendant toute la durée du sommeil. L'auteur s'est soumis à l'anesthésie électrique de l'avant-bras.

Résumé bibliographique des principaux travaux sur l'effet des courants électriques appliqués au système nerveux central.

L'application de l'électricité au cerveau est de date récente, les travaux de MM. Fritsh et Hitzig forment le point de départ d'une longue
série de recherches sur l'effet des courants électriques sur le cerveau.
C'est en 1870 que ces médecins allemands ont démontré l'excitabilité
régionale du cerveau par l'électricité

Avant cette époque les notions sur la pénétration de l'électricité à travers la substance cérébrale étaient assez incertaines et même vagues.

En 1756, Haller et Zinn, (*Mémoires sur la nature sensible et irritable
du corps animal*, Lausanne, Tome I, p. 201 et suivantes) avaient produit
de l'irritation de la substance corticale du cerveau. Malheureusement
les savants de cette époque n'avaient pas poursuivi l'étude de cette irritabilité cérébrale, et l'on trouve les précurseurs de Fritsch et Hitzig sou-
tenant l'idée que l'excitation du cerveau à sa surface ou dans ses parties
profondes " n'est jamais suivie d'aucune réaction motrice ". Telle était
la conclusion de Longet, (*Anatomie et physiologie du système nerveux de
l'homme et des animaux vertébrés*. Paris, 1842, t. I., p. 644 et suivantes), où il dit : " Sur des chiens et des lapins, sur quelques che-

vreaux, nous avons irrité avec le scapel la substance blanche des lobes cérébraux : nous l'avons cautérisé avec la potasse, l'acide azotique, etc., nous y avons fait passer des courants galvaniques en tous sens, sans parvenir à mettre en jeu la contractibilité musculaire involontaire, à développer des secousses convulsives : même résultat négatif en dirigeant les mêmes agents sur la substance grise ou corticale ".

Magendie était arrivé aux mêmes conclusions (*Leçons sur les fonctions et les maladies du système nerveux*. Paris, 1839, t. I., p. 175 et suivantes).

Matteuci (*Traité des phénomènes électrophysiologiques des animaux*. Paris, 1843, p. 242) avait obtenu à peu près les mêmes résultats, disant que le cerveau aussi bien que le cervelet des chiens ne donnaient aucune réaction sous l'influence des courants électriques.

Van Deen (*Moleschott's Untersuchungen* etc., Bd. VII, H. 4, S. 381) nia non seulement l'irritabilité du cerveau mais aussi de la moelle épinière.

Budge (*Untersuchungen über das Nervensystem. Frankf. a. M.*, 1842, H. II, S. 84) conclut qu'aucun expérimentateur n'a jamais vu de contractions musculaires se manfester à la suite des excitations des centres cérébraux dits moteurs.

Schiff (*Lehrbuch der physiologie des Menschen*. 1856-59, Bd. I., S. 362) formule ses conclusions en niant l'existence des centres moteurs dans le cerveau.

Mais ces idées n'empêchèrent pas la découverte faite par Erb, en 1867, de triompher, découverte démontrant que sur le cadavre " les courants électriques continus ou d'induction, que l'on fait passer à travers la tête, pénètrent dans le cerveau". Il trépana la boîte cranienne, " et sur la partie du cerveau ainsi mise à nu il appliquait une patte galvanoscopique convenablement préparée et disposée pour être excitée par les courants traversant le cerveau. Dans ces conditions, les courants employés produisent toujours des contractions de la patte galvanoscopique ".

La conductibilité de la substance cérébrale pour les courants électriques fut étudiée ensuite par les deux médecins allemands, Fritsch et Hitzig. (*Physiologische und klinische Untersuchungen über das Gehirn. Gesammelte Abhandlungen*, Berlin, 1904, p. 14), qui mirent au jour l'excitabilité régionale du cerveau.

La découverte de l'excitabilité régionale du cerveau par l'électricité fut suivie de très nombreuses recherches dans cette direction, dans tous les pays où l'on s'occupait de physiologie et de neurologie il nous faut citer celles de Ferrier, en Angleterre, Charcot, en France, Munk, Wernicke et autres en Allemagne, Luciani, Tamburini, Tangi et d'autres en Italie, Bechtereff, en Russie, et plusieurs physiologistes et neurologistes aux Etats-Unis.

Mais dans toutes ces expériences, qu'elles portent sur l'épilepsie expérimentale (Pitres et François-Franck, *Leçons sur les fonctions motrices du cerveau, réaction volontaire et organique, et sur l'épilepsie cérébrale,* Paris, 1887), ou qu'elles concernent toute autre recherche électro-cérébrale : le courant électrique est toujours appliqué immédiatement à la surface cérébrale : on trépane la boite crânienne, on incise ou non la dure mère et l'électrode est appliquée au cerveau dans la boite crânienne.

A M. le Professeur Leduc revient le mérite d'avoir été le premier à montrer la possibilité de faire pénétrer les courants électriques *à travers la boite crânienne,* intacte par la méthode déjà indiquée dans le premier chapitre de ce travail.

TABLE DES MATIÈRES

Nantes. — Imprimerie A. DUGAS & C⁰, Quai Cassard, 5.